DE

LA GOURME

OU

VARIOLE DU CHEVAL

37-80 — Corbeil. Typ. et stér. Crété.

DE

LA GOURME

OU

VARIOLE DU CHEVAL

FORMES NATURELLES ET IRRÉGULIÈRES DE CETTE AFFECTION
SON INOCULATION COMME MOYEN PRÉVENTIF
DES COMPLICATIONS QU'ELLE PEUT PRÉSENTER

PAR

M. TRASBOT

PROFESSEUR DE CLINIQUE A L'ÉCOLE VÉTÉRINAIRE D'ALFORT

PARIS
G. MASSON, ÉDITEUR
LIBRAIRE DE L'ACADÉMIE DE MÉDECINE
120, Boulevard Saint-Germain, en face l'Ecole de Médecine

MDCCCLXXX

DE LA

GOURME OU VARIOLE

DU CHEVAL

I

Le titre qu'on vient de lire indique d'emblée l'idée fondamentale et le but de ce mémoire.

Établir que la gourme est la variole propre au cheval et prouver qu'on préviendra tous les accidents qu'elle peut causer en inoculant les sujets jeunes : telles sont les deux propositions dont je vais essayer de donner ici la la démonstration.

Il n'est peut-être pas une maladie des animaux domestiques sur laquelle on ait écrit autant que sur la gourme. Toutes les publications vétérinaires : journaux, bulletins de société, ouvrages classiques ou encyclopédiques, contiennent de nombreux articles, souvent contradictoires d'ailleurs, sur ses formes, sa nature et sa contagiosité. Et cependant, malgré cette abondance de travaux sur ce qui la concerne, sa nature n'est pas encore très bien connue. La plupart des auteurs continuent à considérer comme étant fondamentaux certains phénomènes qui n'en sont, à proprement parler, que des complications : telles sont les inflammations catarrhales des premières voies respiratoires, les pneumonies lobulaires et même les lymphangites et adénites suppurées. D'autres ont souvent pris quelques-unes de ses manifestations irrégulières pour la morve et le farcin. Ainsi, il n'est pas douteux le moins du monde que ces prétendus cas de farcin volant et de farcin de la face, dont la guérison a été obtenue si facilement, n'étaient autre chose que des exemples de lymphangites gourmeuses. D'autre part, on regarde presque toujours comme se rattachant à la gourme chez les jeunes chevaux, quand surtout elles s'accompagnent de la formation d'abcès dans les ganglions lymphatiques sous-maxillaires, toutes les affections inflammatoires de la gorge et des bronches.

Que cela soit vrai dans bien des cas, nul ne peut le contester; mais il est non moins incontestable, que des inflammations *simples et accidentelles* de la muqueuse respiratoire peuvent s'accompagner également, chez le cheval jeune et vigoureux, de semblables épiphénomènes. Cela tient uniquement à la facilité avec laquelle le pus se produit en abondance dans cette espèce animale.

Enfin, actuellement encore, la plupart des écrivains vétérinaires séparent de la gourme, ou au moins semblent ne pas oser y rattacher, l'éruption pustuleuse, signalée d'abord par Jenner sous le nom de *grease* ou *soreheels*, méconnue pendant si longtemps, retrouvée par M. le professeur Lafosse, de Toulouse, en 1860, décrite sous le nom de *horse-pox* en 1863 par mon éminent maître, M. Henri Bouley, et qui en est le fait *essentiel* et *fondamental*, le caractère *naturel* et *spécifique*.

Depuis plusieurs années, j'ai montré à un auditoire s'élevant constamment à environ cent cinquante élèves, qu'il n'y a pas de gourme sans cette éruption pustuleuse. Elle est plus ou moins étendue, parfois difficile à voir, mais ne fait jamais défaut. Chaque fois qu'elle manque, on n'a plus affaire à la gourme : on est en présence d'une inflammation simple, non contagieuse par cohabitation et non inoculable.

Cette très courte introduction suffit à montrer combien le vague et l'incertitude enveloppent toujours cette question si fréquemment discutée, et à quel point les traits distinctifs de la maladie qui nous occupe sont noyés et mal dessinés dans le tableau destiné à la représenter.

C'est pénétré du désir de trouver mon chemin dans ce dédale obscur, que, par des observations attentives et par des expériences d'inoculation très nombreuses, dont les premières datent déjà de quinze années, j'ai cherché : à déterminer le nom qu'il convient de donner à la gourme d'après sa nature et son analogie avec d'autres affections; à préciser ce qu'il y a de réellement connu dans son étiologie ; à distinguer parmi ses manifestations extérieures celles qui en sont l'essence ; à séparer celles-ci des phénomènes purement contingents qui s'y ajoutent ; à découvrir enfin les causes et la nature de ces derniers, pour arriver à les prévenir autant que possible, ou au moins à en régulariser la marche.

Le mot gourme, employé en France depuis très longtemps sans doute, mais, sûrement depuis Solleysel jusqu'à nos jours, pour dénommer la maladie dont il s'agit, n'a pas une étymologie bien connue ni une signification précise. D'après Bescherelle, il vient du mot celtique *gormes* et veut simplement dire pus. Il a, en effet, souvent été pris dans cette acception large en médecine humaine. On l'a appliqué ainsi à beaucoup de maladies infantiles accompagnées de suppuration à la peau. Aujourd'hui même, le public dit encore que les enfants ont des gourmes, poussent des gourmes, etc., lorsqu'il leur vient des éruptions croûteuses à la surface du corps.

C'est à peu près avec ce sens également vague qu'il a été introduit dans notre médecine.

Pour tous les anciens auteurs, hippiatres et vétérinaires, qui tenaient surtout compte des faits extérieurs les plus apparents, la gourme du cheval était une crise caractérisée par une abondante suppuration.

Avec des variantes de détail sur l'interprétation des phénomènes, c'était là l'opinion généralement acceptée par Chabert, Fromage, Brugnone et leurs contemporains. Le nom était d'ailleurs assez en harmonie avec l'idée qu'ils se faisaient de la chose. Il avait même l'avantage, en raison de sa signification générale, de ne rien préjuger sur la nature pour eux inconnue de la maladie.

Il y a quelque cinquante ans, sous l'empire de la doctrine dite physiologique, on tenta de le répudier. Vatel, Rodet, d'Arboval et quelques autres ne voulurent plus voir dans la gourme qu'une inflammation simple, une *rhino-pharyngo-laryngite*, différant simplement de l'angine ordinaire par cette particularité qu'elle s'étendait aux ganglions lymphatiques, aux poumons et même à l'estomac.

C'était là une de ces erreurs inévitables et du reste si souvent commises en médecine, quand les esprits, dominés par un système absolu, essayaient d'y encadrer tous les faits. Mais cette opinion fut bientôt rejetée, ou plutôt ne fut jamais généralement acceptée. Il était trop évident qu'elle était en désaccord avec les faits. La propriété que possède la gourme de se transmettre aux sujets antérieurement préservés de ses atteintes, empêcha toujours de la regarder comme un simple catarrhe de la muqueuse respiratoire. Il est vrai que, pour se renfermer dans leur système, les auteurs que je viens de nommer, et Delafond après eux, refusèrent de lui reconnaître cette qualité. Mais un si grand nombre d'observations infirmaient leur manière de voir purement doctrinale, qu'on revint bientôt aux idées anciennes. Aussi reprit-on alors et a-t-on conservé jusqu'à notre époque le mot gourme pour désigner la maladie qui nous occupe.

Un jour pourtant on l'abandonnera. Peut-être même serait-il temps déjà de ne plus l'employer ; car, sa signification vague, qui avait, lorsque la nature de la maladie était indéterminée, l'avantage de ne rien indiquer sur elle, n'est plus assez précise aujourd'hui. Il serait préférable de se servir d'un nom plus expressif. Outre que ce serait de plus conforme aux tendances actuelles et aux progrès réalisés, ce serait un moyen de faire disparaître la confusion qui existe encore entre une maladie spécifique et contagieuse maintenant suffisamment étudiée, et d'autres affections accidentelles, n'ayant de ressemblance qu'avec certains phénomènes accessoires.

On peut dire de même de l'expression italienne *cimorro*, et des expressions allemande et anglaise, *Strengel* et *strangles*, qu'elles sont insuffisantes. La première correspond au mot gourme, et les autres ont la même signification que le mot angine. Ces dernières, étant plus restrictives, sont encore plus inexactes, puisqu'elles semblent assimiler la gourme à une simple inflammation de la gorge.

On devrait donc, dès maintenant, employer partout une dénomination propre et déterminant bien cette affection. Dans ce cas, comme dans tout autre semblable, ce serait réaliser la première condition nécessaire pour s'entendre. Dénommer et définir les mêmes choses de la même façon est toujours la plus sûre précaution à prendre pour éviter la confusion.

En 1863, M. Henri Bouley donna le nom de *horse-pox*

à l'éruption pustuleuse de la gourme. Cette expression établissait une très heureuse relation entre la gourme et le *cowpox*, et indiquait nettement l'origine si longtemps et si vainement cherchée du virus vaccin. Si l'on n'a pas vu à cette époque, que l'éruption du *horse-pox* constituait la caractéristique essentielle de la gourme, c'est quedans les sciences d'observation, il faut un certain temps pour qu'une vérité se développe et fructifie. Un petit coin du voile qui la cachait est d'abord soulevé par un premier observateur, puis d'autres la découvrent ensuite peu à peu, et finissent par la montrer à tous les regards. Alors elle est, peut-on dire, placée en pleine lumière, par les efforts successifs qui ont eu pour but de l'éclairer.

Pour la question qui nous occupe actuellement, je ne crois pas m'avancer trop en affirmant que M. Henri Bouley n'hésite pas à voir maintenant, dans l'éruption qu'il a décrite, la forme naturelle complète de la gourme, et à regarder comme de simples déviations causées par toutes les influences capables d'arrêter son évolution régulière et normale, ce qu'on croyait autrefois en être l'essence. Et il donnerait volontiers au mot *horse-pox* le sens de gourme. J'ajoute que le premier remplacerait avantageusement le second.

Cependant je ne pense pas qu'il puisse être le meilleur au point de vue de la pathologie comparée. En raison de son sens un peu restreint, il est moins en harmonie avec la nomenclature généralement suivie, et semble séparer une maladie propre à une espèce animale de ses analogues sur les autres espèces. Pour cette raison, je crois que le vrai nom de la gourme du cheval est : *variole*, déjà proposé en 1863 par M. Depaul.

La plus grande partie de ce mémoire va du reste être consacrée à établir, sur des bases aussi solides qu'il me sera possible, la justesse de cette idée, autrefois émise par Gilbert, Diétrich et quelques autres sous une forme dubitative.

II

Les causes de la gourme ont été assez longuement étudiées dans la plupart des traités sur la matière.

Comme pour toutes les maladies contagieuses, deux chefs étiologiques doivent être examinés séparément : le développement primitif et la transmission par contagion.

Le premier a presque seul attiré l'attention des auteurs vétérinaires. Ceux mêmes qui ont écrit le plus récemment ont consacré de longues pages à ce sujet. Ils ont signalé avec de longs détails toutes les causes banales capables d'apporter des troubles dans l'équilibre des fonctions. En reproduisant exactement les mêmes raisons, tous ont reconnu que le jeune âge était une condition favorable à son développement.

Pour quelques-uns, c'est seulement entre deux et six ans que la maladie accomplit parfaitement son évolution. Plus tôt, elle n'aurait plus son caractère propre et pourrait se reproduire ultérieurement. Ainsi prématurée, elle ne serait pas suffisamment dépurative pour débarrasser complètement l'organisme de la prédisposition qu'il apporte en naissant.

Tout cela, il est presque superflu de le dire, n'est que pure hypothèse. Si effectivement il est incontestable qu'on voit le plus souvent la maladie se manifester sur des animaux de quatre à six ans, c'est parce qu'à cet âge ils sont presque inévitablement, et souvent pour la première fois, exposés à la contagion. A cette époque, en effet, ils sont vendus pour être transportés du pays d'élevage dans les centres populeux ou les régiments. Ils sont alors réunis en nombre plus ou moins considérable, dans les écuries des marchands ou dans les dépôts de remonte de l'armée. Pendant leurs déplacements, ils ont séjourné sur les marchés, les foires, dans les écuries d'auberge, ont été transportés en wagon, etc., et ont pu maintes fois se trouver en contact avec des sujets malades. Qu'un seul de la troupe soit atteint, ce qui ne peut manquer d'arriver, et bientôt le mal s'étend à tous ceux qui jusque là en avaient été indemnes.

N'est-ce pas là la vraie raison pour laquelle les chevaux nouvellement achetés sont si souvent gourmeux en arrivant chez leurs nouveaux propriétaires? Il ne me semble pas qu'aujourd'hui cette interprétation des faits puisse être contestée.

Du reste, tous les auteurs qui ont écrit sur l'étiologie de la gourme, en répétant, d'une façon assez uniforme, que le jeune âge est une cause de son développement, font remarquer cependant que les animaux maintenus dans les conditions hygiéniques où ils ont été élevés en sont ordinairement préservés. M. Zundel, par exemple, dit : « Si les chevaux restent soumis aux conditions d'hygiène, de nourriture et de travail dans lesquelles ils sont nés et élevés, ils demeurent souvent exempts de cette maladie. »

L'âge de quatre à six ans n'est donc pas suffisant à lui seul pour faire naître d'emblée la maladie ; et, je le répète, si elle est si fréquente à cette époque, c'est qu'alors les animaux sont plus spécialement exposés à la contagion.

Quant à l'opinion consistant à considérer la variole équine comme incomplète, avortée en quelque sorte, chez les poulains de six mois à un an, parce qu'il ne s'est pas encore produit en eux ce changement de constitution qui favorise la suppuration, je ne crains pas de la déclarer erronée. C'est une assertion *à priori*, et qui ne repose sur aucun fait rigoureusement étudié. J'ai vu dernièrement, chez un propriétaire voisin de l'école, un poulain de cinq mois, contaminé accidentellement par un cheval varioleux, et sur lequel la maladie se développa de la façon la plus large qu'on puisse imaginer. Éruption généralisée sur tout le corps, angine laryngo-pharyngée avec jetage abondant, lymphangite suppurée formant une grosse corde sur le côté gauche de la face, abcès énormes, au nombre de trois, formés successivement dans les ganglions de l'auge : rien ne manquait. Sur aucun sujet on ne pouvait voir une gourme plus complètement ni plus grandement exprimée.

Je l'ai vue se présenter avec cette même gravité sur des poulains à la mamelle, dans une ferme où elle avait été importée je ne sais comment.

Il n'est donc pas exact qu'elle doive en quelque sorte avorter sur les sujets âgés de moins d'un an. Et je suis bien persuadé que tous les praticiens exerçant dans les pays d'élevage ont été, comme moi, à même de la voir très grave sur les animaux les plus jeunes.

Si sur ceux de quatre à six ans elle prend plus souvent une forme irrégulière, c'est précisément parce qu'ils sont contaminés et deviennent malades pendant les pérégrinations qu'on leur fait accomplir, alors qu'ils sont exposés à des refroidissements par les pluies et les courants d'air, sur les marchés et dans les wagons ou ailleurs, après avoir été mis en sueur par des exercices plus ou moins actifs ; mais nullement parce que l'âge prétendu critique est arrivé.

La filiation de tous ces faits si bien et si visiblement enchaînés les uns aux autres, qui a échappé aux anciens observateurs est très saisissable, ce me semble, aujourd'hui ; car loin que l'affection doive être plus grave chez les sujets approchant de l'âge adulte que chez les plus jeunes, s'il y a un avantage au point de vue de la résistance, il est certainement, toutes autres choses restant égales, du côté des plus âgés.

Une autre condition se rattachant à l'approche de l'âge adulte, l'éruption des dents de remplacement, a été considérée aussi comme la cause occasionnelle fréquente de l'apparition de la gourme. M. Reynal dit que c'est là une opinion généralement admise. Suivant certains praticiens, le mouvement fluxionnaire que l'éruption des dents provoque vers les voies supérieures de la digestion et de la respiration serait une condition sinon déterminante, au moins occasionnelle de la gourme. Cette manière de voir, empreinte de l'idée que la maladie est localisée et limitée à la région de la tête, renferme une part de vérité, en ce sens que le fluxus dentaire peut être une condition de la concentration de l'éruption pustuleuse vers la tête.

Sans doute que la démonstration est maintenant bien faite que l'éruption peut avoir lieu sur toute la surface du corps ; mais, assez souvent, la localisation s'effectue vers la tête, d'une manière plus accusée. C'est qu'une cause provocatrice de l'angine a en quelque sorte attiré l'éruption spécifique vers le point où le fluxus se dirigeait. C'est pour la même raison que j'ai vu dernièrement, sur quatre chevaux affectés de javart cartilagineux, et dont je parlerai plus loin, l'éruption se montrer très confluente sur l'extrémité malade. La sortie des dents persistantes pourrait donc agir par un mécanisme analogue , pour attirer la pustulation au voisinage de la bouche, quand elle coïncide avec l'existence de la maladie, mais sans pouvoir jamais faire naître celle-ci. Cela, aujourd'hui, doit être bien entendu.

Du reste, Riquet avait déjà combattu l'opinion dont il s'agit, en lui opposant un argument pratique d'une valeur incontestable. Quand, disait-il, l'évolution des dents s'accomplit en dehors des autres conditions du développement de la gourme, elle ne cause aucune souffrance.

En somme, sur ce point comme sur beaucoup d'autres, à la place de faits bien circonstanciés on s'était contenté d'hypothèses.

L'émigration a été partout signalée comme la cause la plus efficiente du développement de la maladie. Dans tous les mémoires, toutes les discussions, tous les traités classiques, cette opinion est reproduite avec de simples variations de forme.

On avait pensé que le transport des animaux d'un pays dans un autre, sans que leur constitution fût préparée aux changements de température, de qualités de l'air, des aliments et des boissons, d'aménagement des habitations, etc., etc., suffisait à faire naître la maladie. « Ces modifications diverses et profondes, dit M. Zundel, opèrent sans doute un changement dans la proportion des éléments constitutifs des humeurs et dans les actions nutritives, qui se traduit au dehors par les manifestations critiques de la gourme. » Cette théorie est toute spéculative ; aujourd'hui que nous sommes éclairés par une observation plus rigoureuse et par l'expérimentation, nous ne devons voir dans les déplacements auxquels on soumet les sujets que l'influence de leur exposition répétée à la contagion.

Il suffit de formuler cette proposition pour qu'elle soit aussitôt résolue dans tous les esprits non prévenus.

On avait prétendu encore que les animaux préparés à la vente par l'engraissement étaient plus souvent et plus gravement atteints que les autres.

Qu'ils soient plus malades, cela est vrai. Le repos dans des écuries chaudes, et le défaut d'habitude à résister aux influences extérieures, les rendent sans doute plus impressionnables, et fait prendre chez eux à toute affection quelconque une forme agrandie et telle, qu'elle ne peut plus passer inaperçue : mais voilà tout.

Quant à causer la gourme, cela n'est plus acceptable aujourd'hui.

Enfin, une dernière influence, le refroidissement brusque de la peau, a été encore signalée comme capable de faire naître la maladie qui nous occupe. Il est inutile de réfuter une semblable opinion après ce que je viens de dire. Les arrêts transpiratoires par les pluies, les courants d'air, etc., peuvent arrêter l'évolution naturelle de la gourme, gêner ou peut-être empêcher complètement son éruption à la surface du corps, et par ce fait, causer toutes les déviations si fréquentes qu'elle est susceptible de présenter, depuis la simple angine jusqu'à la pneumonie à forme lobulaire ; mais on ne peut plus admettre qu'ils aient la propriété de la faire naître de toute pièce.

En définitive, que reste-t-il de cette étiologie de la gourme, reproduite dans tous les ouvrages vétérinaires ? Rien qui résiste à la moindre critique.

En doit-on conclure que la gourme ne peut pas naître primitivement dans l'organisme du cheval ?

Cette question qui touche à la question plus générale de la spontanéité des contagions doit être réservée, car nous ne possédons actuellement aucun des éléments de sa solution.

III

La seule cause certaine et indéniable de l'apparition de la gourme, la seule dont l'efficacité est matériellement prouvée par des faits bien positifs d'observation clinique et d'expérimentation directe, c'est la contagion. Il n'est certainement pas de vétérinaire qui n'ait eu plusieurs fois l'occasion d'en constater les effets. Sur ce point, la vérité est définitivement acquise.

Aussi, est-ce une chose qu'on a quelque peine à comprendre aujourd'hui, que des hommes aussi érudits et habiles praticiens que l'étaient H. d'Arboval, Vatel, Rodet et Delafond, aient pu la nier, quand tous ceux qui les avaient précédés, et notamment Gilbert, Sacco, Gohier et Toggia, avaient si bien établi le fait par des observations en nombre considérable et même par des expériences dont les résultats étaient incontestables.

Pour s'expliquer cette erreur il faut se reporter au temps où elle a été commise : deux causes ont contribué à la produire et à la propager; la première était la domination qu'a exercée un moment sur presque tous les esprits la doctrine absolue de Broussais; la seconde a été la croyance que toute affection inflammatoire des premières voies respiratoires chez le jeune cheval était la gourme.

L'une avait fait supprimer comme entités pathologiques un grand nombre de maladies spécifiques, virulentes, ou infectieuses; et l'autre, en permettant de constater que certaines angines, qu'on croyait toujours être la gourme, n'étaient effectivement pas contagieuses par cohabitation, semblait fournir des faits à l'appui de la doctrine. On n'hésita plus alors à généraliser et à formuler une loi opposée à celle que personne, avant cette époque, n'avait songé à mettre en doute. On ne s'aperçut pas qu'on confondait des choses entièrement dissemblables : une inflammation simple et une maladie spécifique. Quant aux nombreux exemples de propagation de celle-ci, on ne les voyait pas. On trouvait si facile d'ailleurs de rattacher leur développement à l'influence de toutes les causes banales, qu'on n'était jamais embarrassé pour en expliquer l'apparition.

Il faut le reconnaître cependant, cette idée de la non-transmissibilité de la gourme ne fut jamais universellement adoptée. Malgré l'autorité des noms que j'ai cités plus haut, beaucoup de praticiens, la plupart même, continuaient à la considérer comme une affection contagieuse. La voyant journellement se communiquer d'une façon si évidente, ils laissèrent bien vite de côté toutes les affirmations *à priori*, pour s'en tenir à l'enseignement clinique des faits. Aussi n'y eut-il plus bientôt personne à convaincre.

Toutefois, comme cette idée de la non-virulence fut soutenue énergiquement, il m'a paru utile de la rappeler, au moins pour montrer à quel point peuvent se laisser aveugler des esprits judicieux, sous l'empire d'une idée systématique, acceptée sans contrôle, parce qu'elle est formulée par un homme d'un immense talent et d'une grande puissance de persuasion. L'erreur dont je viens de parler n'est pas du reste la seule qu'ait enfantée la doctrine broussaisienne. Combien d'autres plus grosses encore par leurs conséquences en sont sorties !

Dans le domaine thérapeutique surtout, à quel excès n'était-on pas arrivé lorsqu'on combattait presque toutes les maladies par les émissions sanguines abondantes et répétées?

Dans l'avenir, et même dès aujourd'hui, peut-on dire,

de semblables systèmes n'auront aucune chance de succès prolongé. Quel que soit le talent avec lequel ils seraient présentés et soutenus, ils tomberaient bientôt devant le contrôle de l'expérimentation.

L'application définitive de la méthode expérimentale à l'étude des sciences biologiques doit désormais rendre ces écarts, sinon impossibles, au moins tout à fait momentanés. Par elle, on fera bientôt table rase de toutes ces doctrines basées seulement sur des spéculations plus ou moins ingénieuses, qui cachent souvent l'inanité de leur fond sous la grandeur et l'élégance de leur forme.

Des données simples, précises et bien circonstanciées, voilà ce que cette sûre méthode nous apprend à exiger tout d'abord comme matériaux scientifiques. Elle nous prouve en outre qu'un seul fait positif obtenu par une expérience accomplie suivant un déterminisme rigoureux a une signification absolue que ne peut infirmer aucune théorie. Toutes celles dont un seul résultat expérimental contredit les lois, sont fausses ou incomplètes et doivent être rejetées. Conséquemment, depuis le jour où il a été bien constaté qu'on avait communiqué la gourme à un cheval sain, soit en le plaçant à côté d'un malade, soit, mieux encore, en l'inoculant, on a pu affirmer absolument que cette affection est contagieuse. La preuve de la justesse de l'affirmation était entière et irréfragable, et personne aujourd'hui ne songerait à émettre un doute sur ce point. Il serait donc superflu d'insister pour établir solidement une vérité qui ne sera jamais contestée.

La question qu'il y ait réellement à résumer ici, est celle des mécanismes variés par lesquels la contamination peut être effectuée.

Tous à la vérité sont connus, mais non rassemblés en un groupe unique et complet. En effet, la plupart des auteurs ont étudié, d'un côté, la contagion de la gourme en ne considérant, sans s'en douter, que ses déviations, et d'un autre, celle du *horse-pox*, virus équin, etc., qu'ils ont regardé comme une affection particulière. A part M. Henri Bouley, qui a d'abord signalé l'éruption (herpès phlycténoïde) comme une sorte d'épiphénomène de la gourme, et qui, sans l'avoir écrit, en 1863, n'hésite plus à voir dans le *horse-pox* le trait caractéristique de la maladie, aucun n'a, que je sache, aperçu la liaison intime existant entre l'une et l'autre ; et personne surtout n'a, jusqu'à ce jour, émis d'une façon ferme l'idée que le *horse-pox*, ou variole du cheval, est la forme naturelle et régulière de l'affection. On ne pouvait donc autrefois réunir dans un même paragraphe ce qui restait séparé dans l'esprit. Aujourd'hui, il n'en doit plus être de même. Le moment est venu de rassembler ces formes variées de la même chose : gourme des anciens et des contemporains; grease ou *shore-heels* de Jenner; rhinite pemphygoïde de Dard ; *horse-pox ;* maladie varioleuse du cheval, décrite par Pételard ; lymphangite nommée farcin volant ; exanthème coïtal : car tout cela, c'est la gourme.

L'étude de la transmissibilité de cette affection doit donc comprendre toutes ces faces de la question et rapprocher les documents épars de côté et d'autre. D'ailleurs, considérée de cette façon synthétique, prise sous ce jour que, avec une conviction parfaite, je crois être le vrai, elle devient très simple et peut être résumée brièvement.

Le mécanisme de communication de la maladie incontestablement le plus facile à saisir est l'inoculation directe.

En prenant de la sérosité exsudée à la surface d'une pustule dépouillée de son épiderme, et en la faisant pénétrer sous certaines conditions particulières dans l'organisme d'un cheval jusque-là indemne de l'affection, on transmet sûrement celle-ci. L'expérience, répétée indéfiniment et exécutée dans les mêmes conditions, donnera, indéfiniment aussi, le même résultat.

Cette introduction du virus équin dans un organisme vierge de ses atteintes peut être réalisée par des procédés nombreux.

Un des maîtres les plus éminents de la médecine vétérinaire, M. le professeur Chauveau (de Lyon), dans différentes séries d'expériences instituées en vue d'étudier la transmission, la régénération et l'anatomie pathologique du vaccin, a appliqué à peu près tous ceux qu'on peut imaginer. De ces remarquables travaux, les uns ont été communiqués à l'Académie de médecine en 1865-66 et 1868, d'autres ont été publiés dans les *Annales de Dermatologie* en 1871, et dans le journal de l'École de Lyon en 1877. Ce dernier mémoire : *Contribution à l'étude de la vaccine originelle, recherches comparatives sur l'aptitude vaccinogène dans les principales espèces vaccinifères*, est, à proprement parler, la relation de toutes les formes d'inoculation essayées par l'auteur, et le résumé des résultats qu'il a obtenus par chaque procédé, non seulement chez le cheval, mais encore chez le bœuf. Tous sont si connus et ont eu un si grand retentissement dans le monde savant, qu'en se bornant à les mentionner on rappelle immédiatement à chacun tout ce qu'ils ont produit. Toutefois, comme beaucoup des faits qui y sont contenus apportent en eux un réel enseignement, il ne sera pas inutile de les citer rapidement.

Dans un premier paragraphe, après quelques considérations sur la forme naturelle de l'éruption et son siège habituel, M. Chauveau fait connaître les résultats négatifs que lui a donnés la transfusion du sang. Ce liquide, pris chez des sujets atteints de l'affection à la période d'état et injecté dans les veines de deux animaux vierges, ne les a pas contaminés. Un mois plus tard, l'inoculation sous-épidermique, pratiquée sur ces mêmes animaux, a donné un résultat positif.

Voilà incontestablement une expérience des plus démonstratives. Car, bien que des faits négatifs n'aient jamais une signification absolue, lorsqu'on en voit deux semblables se reproduire dans des conditions d'expérimentation aussi nettement déterminées, ils fournissent les éléments aussi complets que possible d'une certitude scientifique.

On doit donc admettre qu'à la période d'état de la maladie le sang n'est pas virulent.

Peut-être en serait-il autrement si on expérimentait avec le sang d'un animal sous le coup de la fièvre d'éruption, au moment même où celle-ci va commencer?

Jusqu'à présent, personne, à ma connaissance, n'a réalisé cette expérience, et il n'est pas probable, en raison des difficultés qu'elle présente, qu'elle le soit bientôt. Il reste donc sur ce point une question à réserver.

Quoi qu'il en soit, il est bien vrai que la transfusion du sang serait toujours un moyen infidèle et mauvais de communiquer l'affection à un sujet sain.

M. Chauveau a démontré, d'autre part, d'ailleurs, que dans les affections virulentes, autres que celles qui sont septiques, bien entendu, le sang est pauvre en matière virulente. On savait déjà depuis longtemps que, pour réussir plus sûrement à inoculer la clavelée au mouton, et même le vaccin aux enfants, il faut prendre sur la lancette de la sérosité bien claire, éviter soigneusement son mélange avec le sang, et surtout se garder de prendre exlusivement de ce dernier liquide.

Les expériences de M. Chauveau ont donc confirmé

d'une façon nette les données acquises par l'observation clinique.

Un deuxième paragraphe de son mémoire contient la relation des expériences fort nombreuses d'inoculation sous-épidermique, et toujours suivies de succès sur les animaux aptes à contracter la maladie. Ce procédé est conséquemment, en même temps que le plus simple, l'un des plus sûrs pour la propager.

A cette occasion, M. Chauveau fait remarquer que quelquefois, et fréquemment sur les très jeunes sujets, l'éruption locale s'accompagne d'une éruption généralisée, et il cite surtout comme preuves de la justesse de cette opinion deux exemples bien démonstratifs.

Sur ce point, bien que j'éprouve un réel embarras à n'être pas entièrement de l'avis d'un expérimentateur aussi habile et distingué, je ne puis m'abstenir de dire que j'ai toujours vu l'éruption se généraliser sur les sujets atteints pour la première fois. Elle est plus ou moins abondante et facile à apercevoir, mais ne manque jamais. De même qu'en inoculant la clavelée au mouton, *la maladie* au jeune chien et même la variole à l'homme, on communique au sujet inoculé une affection générale, de même, par l'inoculation de sa propre variole ou *horse-pox*, on donne au cheval une maladie dont l'éruption n'est pas limitée aux points d'inoculation.

C'est là une question sur laquelle, du reste, je reviendrai. Il me suffit d'établir ici, et cela est facile, puisqu'il n'y a plus de dissidences à cet égard, que l'inoculation, pratiquée sur un individu jusque-là vierge de l'affection, donne sûrement naissance à celle-ci. Voilà un fait incontestable et incontesté.

Quant à l'effet de l'inoculation sur des animaux antérieurement atteints, il est le plus souvent nul. Dans les cas où l'opération donne un résultat positif, ce n'est d'abord que quand un assez long temps s'est écoulé depuis une éruption antérieure, et encore, le développement de pustules est-il limité au point même où le virus a été appliqué. J'ai bien souvent essayé en vain d'inoculer une deuxième fois un cheval que j'avais inoculé avec succès quelques mois auparavant. Ce serait néanmoins une erreur de croire qu'aucune récidive n'est possible. M. Chauveau en cite des exemples, tous les vétérinaires ont pu observer, et pour ma part j'ai réussi à obtenir de belles pustules sur un cheval de cinq ans, que j'avais déjà inoculé avec succès dans sa première année.

Des récidives peuvent donc être observées, et cela n'est nullement en contradiction avec les quelques données générales que nous possédons sur les maladies éruptives similaires. La variole propre à l'homme, à laquelle Jenner a si heureusement substitué celle du cheval, dont le virus a pris le nom de vaccin en passant sur la vache, s'est manifestée assez souvent deux fois chez le même individu. Cette variole de seconde manifestation, qu'on nommait varioloïde à cause de sa bénignité relative, n'en était pas moins la variole vraie, puisqu'elle était contagieuse comme l'autre et capable de recouvrer toute sa grandeur lorsqu'elle était communiquée à un sujet resté jusque-là indemne de ses atteintes.

Il n'est donc pas surprenant que la gourme puisse de même récidiver, quand un sujet déjà atteint à une époque éloignée se trouve placé dans un milieu infecté, ou inoculé une seconde fois. Cela, je le répète, n'est nullement en contradiction avec ce que l'on sait depuis longtemps. Mais de là à admettre qu'elle se reproduit quatre ou cinq fois chez le même animal, au renouvellement de la belle saison, comme l'ont affirmé plusieurs auteurs, il y a un abîme que de simples assertions ne suffisent pas à combler.

De ce qu'on a vu des angines, par exemple, se reproduire cinq ou six années de suite à la même époque et par la répétition des mêmes causes, agissant sur le même individu, il n'en résulte pas que ce soit la gourme *vraie*. Évidemment, dans ces cas particuliers, on a pris pour cette affection spécifique une maladie simplement inflammatoire. On sait en effet d'une manière certaine que toute inflammation accidentelle, développée dans un tissu quelconque, prédispose celui-ci à un retour du même trouble nutritif. Il est donc tout naturel que certains animaux atteints d'une angine à un moment donné le soient encore ultérieurement beaucoup plus facilement que d'autres, sous l'influence d'un simple refroidissement. Mais, je le répète, cette angine n'est pas la gourme.

Ainsi, il se dégage des faits que je viens de rappeler ces vérités bien prouvées : 1° La sérosité des pustules du *horse-pox* ou gourme, inoculée à un cheval vierge des atteintes de cette affection, donne chez lui naissance à une éruption généralisée. Cela s'est produit sur six sujets que j'avais suivis depuis leur naissance et dont tous les antécédents m'étaient parfaitement connus. 2° La même inoculation, pratiquée sur un sujet guéri depuis peu, reste sans résultat. 3° Chez un animal qui a été contaminé une première fois, à une époque éloignée, l'inoculation donne parfois un résultat positif, mais jamais aussi complet que lors de la première atteinte. Le plus souvent alors les pustules se développent exclusivement sur les points qui ont reçu le liquide virulent. Quand il vient une éruption généralisée, elle est très discrète, et les pustules secondaires, bien que contenant comme les autres un liquide inoculable, sont sensiblement moins volumineuses.

Voilà ce qui ressort des expériences de M. Chauveau et

de celles beaucoup moins nombreuses, mais non moins probatives, que j'ai pu faire de mon côté.

J'ajoute à ces trois propositions une quatrième que tout praticien pourra facilement contrôler. La réapparition plusieurs fois répétée d'une angine n'implique en aucune façon qu'il y ait autant de récidives de la gourme.

M. Chauveau, je l'ai déjà dit, a eu recours à plusieurs autres procédés expérimentaux, dont je dois également indiquer sommairement les résultats, car ils sont d'une importance considérable pour l'éclaircissement du problème dont je cherche à donner la solution.

Dans ses tentatives d'infection vaccinale par les voies respiratoires il n'a pas toujours réussi. « En faisant aspirer la poudre de vaccin desséchée dans le vide par des chevaux dont la trachée était ponctionnée avec un petit trocart, » il a quelquefois provoqué la naissance de pustules aux lèvres et au bout du nez. « Mais, ajoute-t-il, les résultats positifs ont été extrêmement rares, quoique le nombre des expériences ait été très grand. »

En faisant prendre dans les boissons une notable quantité d'humeur vaccinale, il a obtenu, sur deux *jeunes chevaux*, les deux plus belles éruptions généralisées qu'il ait observées, et à côté de cela des insuccès également nombreux.

A l'occasion de cette série d'expériences d'inoculation par l'appareil digestif, je me permettrai d'adresser à l'éminent expérimentateur de Lyon une question qui ne sera, je tiens à le déclarer, nullement un acte de critique. Est-il certain qu'il n'y a pas eu dans ces cas particuliers une inoculation directe par suite du contact du liquide sur les lèvres et la muqueuse du nez? Le virus arrivé dans l'estomac n'est-il pas détruit par le suc gastrique, dont la fonction est précisément de dissoudre les matières animales? En d'autres termes, est-ce bien par l'absorption interne qu'il pénètre dans l'organisme? Il faudrait, pour réfuter victorieusement cette objection, obtenir un résultat positif en injectant directement dans l'estomac, à l'aide d'une sonde passée par l'œsophage, le liquide virulent, dont on éviterait absolument le contact avec les lèvres et la muqueuse pituitaire.

Quelqu'un a-t-il procédé de cette façon?

Pour ma part, j'ai injecté ainsi pendant plusieurs jours, à un taureau et une vache d'expérience, du liquide de péripneumonie sans faire naître cette maladie. Cela ne suffit pas à infirmer la loi de transmission d'une maladie virulente par l'absorption intestinale, je le sais fort bien. Cependant, tant qu'on n'aura pas obtenu de faits positifs en évitant sûrement le contact du liquide virulent avec tout autre organe que les muqueuses de l'estomac et de l'intestin, cette loi ne sera pas inattaquable. En admettant même que la tuberculose, par exemple, ait été transmise par cette voie, on ne serait pas autorisé à en conclure qu'il en serait de même pour toute autre affection, comme le *horse-pox* en particulier. Il me semble donc que la certitude de l'infection vaccinale par les voies digestives n'est pas établie d'une façon irréfragable, et qu'il faut de nouvelles expériences pour lever tous les doutes à cet égard.

Par l'injection du vaccin dans le tissu conjonctif sous-cutané, M. Chauveau a vu se former sur tous les sujets sans exception, au point où elle avait été faite, une tumeur inflammatoire disparaissant ensuite par résolution, et, sur *quelques-uns*, une éruption généralisée de pustules vaccinales.

Le vaccin, injecté dans les vaisseaux lymphatiques de onze chevaux vieux, lui a fourni une éruption généralisée sur quatre.

De semblables injections, pratiquées dans les veines d'animaux de différents âges, au nombre de 27, lui ont donné un résultat positif dans onze cas. Ce sont les jeunes sujets qui ont fourni le plus de succès.

Toutes ces expériences, quel que soit le nombre des résultats positifs, puisqu'un seul pour chaque série formerait une preuve complète, établissent avec une entière certitude que la maladie peut être communiquée par injection du virus, sous la peau, dans les lymphatiques ou les veines. Voilà qui est absolument incontestable.

A quoi tiennent les insuccès assez nombreux qui ont été observés? M. Chauveau n'a pas manqué de le chercher.

Pensant d'abord que le vaccin dont il faisait usage pouvait être de mauvaise qualité, il s'assura bien vite, par des inoculations comparatives pratiquées sur des sujets étalons, qu'il était excellent, et élimina aussitôt cette cause d'erreur.

Il songea ensuite que ces animaux d'expérience pouvaient être destitués de réceptivité. Mais il n'a pas tardé à abandonner cette idée. La raison qui la lui a fait rejeter est que, sur les sujets ayant été soumis à l'injection sous-cutanée intra-lymphatique, artérielle ou veineuse, les revaccinations, avec du vaccin dont la qualité était constatée, ont échoué aussi bien sur ceux qui n'avaient rien présenté que sur ceux qui avaient montré une éruption après l'injection.

Il en a conclu que tous avaient éprouvé la même impression de la première introduction du vaccin; qu'il n'y avait pas eu de résultats négatifs; que l'infection de l'économie s'était effectuée de la même manière sur chaque animal. Suivant lui, il n'y avait eu de variable que la poussée exanthématique, tantôt nulle, tantôt réduite à un seul bouton, tantôt localisée au lieu d'élection, la région naso-labiale, tantôt disséminée sur toute la surface du corps.

Eh bien, cette manière de voir, je ne la crois pas suffisamment fondée pour être acceptée dès maintenant. Je le dis sans aucun embarras, car je suis bien convaincu que M. Chauveau a l'esprit trop élevé pour voir, dans la discussion mesurée d'une opinion émise par lui, autre chose que le désir d'arriver à la découverte de la vérité.

Les revaccinations qu'il a pratiquées ont bien montré, d'une manière incontestable, que les sujets ayant subi l'injection de la sérosité vaccinale étaient, après la première expérience, *tous* destitués de réceptivité pour la maladie, mais non que ceux chez lesquels l'injection n'avait produit aucun effet apparent possédaient réellement d'abord cette réceptivité. Car, comme il le fait remarquer lui-même, il répugne d'admettre que l'introduction d'un liquide virulent dans un organisme représentant un terrain favorable à l'évolution de la maladie, puisse l'impressionner d'une manière quelconque sans se révéler par aucun travail appréciable. Et cependant, il pense que l'injection de virus vaccin, qui n'a causé aucune éruption sur un certain nombre des sujets, a néanmoins détruit chez ceux-ci l'aptitude à contracter la maladie. Je le répète, il n'est pas prouvé que cette aptitude, ils la possédaient lors de la première expérience. Ce qui le fait croire à M. Chauveau, c'est que, sur tous les animaux n'ayant pas été soumis d'abord à cette expérience, et qu'il a vaccinés comparativement par insertion sous-épidermique du même virus, il a vu de belles pustules vaccinales se développer. Mais cela ne constitue pas encore une preuve suffisante. Il a pu être mal servi par le hasard : il a pu ne rencontrer dans la série des vaccinés directement par la lancette que des sujets restés jusque-là indemnes des atteintes de la maladie, ou en ayant été atteints à une époque très éloignée, aptes par conséquent à la contracter, et trouver au contraire, dans les autres séries ayant servi aux expériences d'ingestion, d'inspiration et d'injection sous-cutanées et vasculaires, un certain nombre d'individus déjà doués d'immunité par une atteinte antérieure et peu éloignée de la gourme. M. Chauveau ne prétend pas, il a soin de le dire, qu'une inoculation de *horse-pox* à un cheval quelconque doive nécessairement être suivie de succès. Si on revaccine au bout de peu de temps, l'effet est nul. Non seulement l'immunité résultant d'une première vaccination ou d'une gourme contractée par cohabitation enlève l'aptitude pour un certain temps, mais même quelquefois, et probablement souvent (c'est là un point qui demande encore des éclaircissements) d'une façon définitive.

Sur deux pouliches abandonnées aux hôpitaux de l'École en 1873, âgées l'une de six semaines, l'autre de trois mois, j'ai pratiqué, avant la fin de leur deuxième année, une inoculation de vaccin provenant d'un enfant. Toutes deux ont eu une magnifique éruption généralisée. Depuis cette époque, je les ai revaccinées trois fois sans obtenir aucun résultat. Elles viennent d'être vendues par l'administration, sans quoi j'aurais encore renouvelé la tentative.

Sur les chevaux que des maladies variées amènent dans nos hôpitaux, j'ai presque chaque année pratiqué des inoculations nombreuses de cheval à cheval et de la vache au cheval, et toujours j'ai rencontré des sujets réfractaires.

Il est donc incontestable qu'on aura nécessairement, dans les expériences de transmission de cette maladie, un certain nombre, plus ou moins grand, de faits négatifs, quand on expérimentera sur des chevaux de tout âge; et cela, quel que soit le procédé suivant lequel on fera pénétrer le virus dans l'organisme. Pour cette raison, je crois qu'il faut d'autres preuves, avant d'accepter comme définitive la conclusion de M. Chauveau, à savoir, que les animaux chez lesquels l'injection du virus vaccin, sous la peau ou dans les vaisseaux, n'a produit aucun effet, possédaient néanmoins l'aptitude à contracter la maladie et en ont été destitués par cette même expérience sans résultat apparent.

Quoi qu'il en soit, il est maintenant établi que le *horse-pox* peut être inoculé aux chevaux jusque-là vierges de ses atteintes, par tous les procédés qui ont pour premier effet de faire pénétrer le virus intact dans l'économie. Il résulte en outre de ce qui précède que le procédé de transmission le plus sûr, en même temps qu'il est le plus simple et le plus facile, est l'insertion sous-épidermique à l'aide de la lancette. Enfin, il est prouvé encore, par d'autres expériences de M. Chauveau, que chez l'âne et les hybrides domestiques du genre *equus*, les choses se passent comme chez le cheval.

Les procédés d'inoculation si ingénieux dont je viens de parler, à l'aide du liquide puisé à la surface des pustules cutanées du cheval, ne sont pas les seuls auxquels on puisse recourir pour propager la maladie. Il en est d'autres, inédits jusqu'à ce jour, qui n'ont pas moins d'intérêt pour l'éclaircissement complet de la physiologie pathologique comparée du *horse-pox*, et dont je dois dire ici quelques mots.

Dans un mémoire adressé à la Société centrale de médecine vétérinaire, M. Charles Martin, vétérinaire à Brienne (Aube), rapporte qu'il a pu inoculer la gourme avec du pus puisé dans les naseaux et des abcès de chevaux gourmeux et qu'il introduisait sous l'épiderme de chevaux sains. Dans quatorze expériences ainsi exécutées sur des sujets jeunes et vierges, il eut deux résultats négatifs et douze positifs.

Mais un seul suffirait à prouver la possibilité du fait, surtout lorsqu'il est absolument net, comme l'un de ceux qui sont rapportés dans le mémoire. Celui-ci a été caractérisé en effet, bien que les piqûres eussent été faites sur les muqueuses pituitaire et labiale, par une éruption sur la joue droite avec angioleucite et abcès sous-glossien.

M. Charles Martin n'a pas entrevu sans doute toutes les conséquences de cette expérience; il n'a pas eu l'idée d'assimiler l'éruption survenue sur la joue de son sujet au *horse-pox;* les lecteurs eux-mêmes pourraient penser qu'elle ne prouve pas l'identité de la gourme et du vaccin ; aussi ne la présenté-je que comme un commencement de présomption, me réservant de donner plus loin une preuve irréfragable de cette vérité.

Quant aux deux résultats négatifs, peut-être tiennent-ils à ce que, pour faire l'inoculation, on a pris du pus sur des animaux chez lesquels la maladie avait passé la période de virulence. C'est là un point qui d'ailleurs doit être éclairé par d'autres expériences.

M. Charles Martin a encore réussi plusieurs fois à transmettre la gourme à l'aide d'un tampon d'étoupe, qu'il imprégnait de muco-pus et qu'il frottait ensuite doucement sur la membrane nasale d'un autre cheval.

Je ne parlerai pas plus longuement de ces expériences, dont je discuterai les résultats avec détails dans un rapport que je dois lire sur ce sujet à la Société centrale.

Il me reste maintenant, pour terminer ce paragraphe de l'inoculation de la gourme, à faire connaître succinctement l'une des expériences nombreuses que j'ai entreprises depuis longtemps, en vue d'arriver à prouver que cette maladie est essentiellement le *horse-pox* et fournit le vaccin.

L'année dernière, un cheval de cinq ans, acheté depuis quatre ou cinq jours, fut mis en traitement dans mon service, présentant les symptômes généraux d'une fièvre modérée et les signes particuliers d'une angine commençante : tristesse, inappétence, et, par les deux naseaux, mais surtout par le gauche, jetage séreux à peu près transparent. En examinant avec attention, comme je le fais maintenant toujours en pareil cas, toute la surface de sa peau, je découvris sous la lèvre supérieure d'abord, et ensuite sur les côtes et la croupe, quelques pustules petites, mais bien reconnaissables, qui me donnèrent la preuve que j'avais affaire à la gourme et non à une angine simplement inflammatoire.

J'inoculai alors une vache avec la sérosité puisée dans les naseaux de ce cheval. Je lui fis huit piqûres sur le périnée, et cinq jours après j'avais huit magnifiques pustules de vaccin. Deux jours plus tard, une sage-femme d'Alfort a vacciné plusieurs enfants avec le liquide puisé sur l'une d'elles, et tous eurent un vaccin superbe qui passa ensuite sur d'autres enfants. En même temps j'ai vacciné une autre vache et plusieurs porcs, également avec succès.

A cette occasion, je ferai remarquer que le porc paraît être un bon terrain pour la culture du vaccin. J'ai déjà une assez longue série d'expériences qui m'autorise à le penser.

Cela dit, je reviens à l'histoire du cheval qui avait fourni le liquide virulent.

Pendant les jours suivants, il jeta abondamment, eut une lymphangite énorme sur le côté gauche de la lèvre supérieure, avec des pseudo-ulcérations, des abcès au nombre de trois successivement dans les ganglions sous-glossiens; en un mot, il présenta tous les signes de la gourme dans sa forme la plus commune.

Qu'avait-il au moment où j'ai puisé dans ses naseaux le liquide vaccinogène? probablement, il faudrait peut-être dire sûrement, des pustules en pleine sécrétion dans les cavités nasales ou peut-être même dans le pharynx ou le larynx.

Cette expérience, il me semble, n'a pas besoin de commentaires. Elle suffit seule à prouver que la gourme est bien l'affection vaccinogène, et que dans son essence elle est bien le *horse-pox*. Je n'en cite pas d'autres, parce que dans aucune je n'ai pu réunir tous les éléments d'une démonstration aussi satisfaisante.

Plusieurs questions importantes restent encore à éclairer, en ce qui concerne l'inoculabilité de la gourme. Ce sont celles de savoir pendant combien de temps le liquide exsudé à la surface de la muqueuse respiratoire reste virulent; s'il l'est encore quand il est devenu purulent; si le pus des lymphangites et des abcès ganglionnaires l'est aussi pendant un temps plus ou moins long.

La solution de tous ces problèmes demandant, on le comprend facilement, un très long temps et surtout une matière expérimentale qu'on n'a pas toujours à sa disposition, je ne suis pas aujourd'hui en mesure de la fournir.

M. Charles Martin a bien transmis la gourme, ou l'apparence de la gourme, à de jeunes chevaux avec du pus d'animaux gourmeux; mais je ne considère pas les résultats qu'il a obtenus comme étant tous absolument démonstratifs. Car il est aujourd'hui démontré, et je dois encore à cette occasion citer M. Chauveau, que les produits inflammatoires sont phlogogènes. Mis au contact d'un tissu sain, ils en déterminent l'inflammation.

Ce fait d'ailleurs n'avait pas échappé aux anciens chirurgiens, puisqu'ils disaient : Le pus engendre le pus.

Il y a donc ici une cause d'erreur quand on opère sur le cheval. En lui inoculant ou en lui appliquant sur une muqueuse du pus de son semblable, on n'est pas sûr de causer autre chose qu'une inflammation simple. Et il se peut que quelques-uns des sujets d'expérience de M. Martin n'aient rien eu de plus. On ne peut douter, en effet, qu'après l'éruption gourmeuse l'inflammation et la suppuration doivent persister pendant un certain temps.

L'éruption pustuleuse spécifique peut seule fournir une preuve valable de la virulence du liquide employé. Pour obtenir celle-ci sans crainte de confusion, le meilleur terrain est la vache vierge de vaccin. C'est par une série d'expériences exécutées ainsi qu'on arrivera à fixer la durée de la virulence de la gourme.

N'étant pas à même de faire ces recherches, faute de sujets, j'engage mes confrères mieux placés sous ce rapport à les poursuivre.

Elles sont simples, un peu longues il est vrai, mais d'un haut intérêt au point de vue de la pathologie comparée, et ne compromettront nullement la santé des bêtes qui y seront employées.

Enfin, il restera à voir ensuite si le pus desséché sera encore, comme le vaccin qui a subi cette même modification physique, et dont l'activité a été constatée par M. Chauveau, capable de transmettre la maladie. Si cela était, il y aurait toute une nouvelle série de circonstances sous l'influence desquelles pourrait s'accomplir une contamination accidentelle, qui finirait peut-être par faire rejeter tout à fait l'idée d'un développement primitif.

IV

Après avoir passé en revue les divers procédés à l'aide desquels on a expérimentalement communiqué la gourme au cheval resté jusque là à l'abri de ses atteintes, il me reste à chercher maintenant comment s'accomplit le plus souvent la propagation accidentelle de cette maladie.

Cette seconde partie de la question, basée seulement sur des faits observés, est sans doute moins précise que la première, dont tous les matériaux obtenus par l'expérimentation directe sont simples, très significatifs et faciles à reproduire indéfiniment. Elle mérite cependant encore d'être traitée avec quelques développements; car en réunissant les faits recueillis de part et d'autre, on en peut au moins dégager certaines données générales assez exactes et qui doivent concourir à inspirer les règles dont l'application aura pour effet de préserver les sujets sains d'une contagion accidentelle.

En tenant compte des renseignements fournis par l'observation clinique, et par les expériences dont on a vu les résultats dans le paragraphe précédent, on peut poser en principe que les virus équin, mis, sous la forme de liquide ou de poussière, en contact avec une surface absorbante incapable de l'altérer chimiquement, fera naître la maladie toutes les fois que l'organisme dans lequel il aura pénétré sera apte à la contracter. Sur ce point il ne peut rester de doute. Chaque fois qu'il y aura, en même temps, pénétration du virus intact dans un organisme et aptitude de celui-ci à en être impressionné, la maladie se développera.

Les circonstances dans lesquelles ces deux conditions nécessaires et suffisantes de la transmission de la gourme peuvent être réalisées, se séparent en deux groupes distincts : le premier réunissant toutes celles dans lesquelles l'élément virulent est contenu dans un milieu produit par l'animal malade ; le second, celles dans lesquelles sous forme de poudre impalpable ou autrement, il est répandu dans l'air qui environne le sujet affecté. En d'autres termes, il y a lieu d'examiner successivement ce qu'on appelle d'ordinaire la contagion par virus fixe et celle par virus volatil.

En ce qui concerne la première, la démonstration de sa certitude a été donnée, d'une façon absolue, par toutes les expériences dont il a été question précédemment. Dans tous les cas, en effet, elle consiste en une véritable inoculation ; seulement celle-ci, au lieu d'être faite volontairement et expérimentalement, a été accomplie par accident, d'une façon occulte et souvent impossible à déterminer.

Les mécanismes suivant lesquels cette inoculation peut s'effectuer doivent varier indéfiniment et il serait superflu de chercher à les prévoir tous. L'un des plus ordinaires est sûrement le contact immédiat des animaux malades et sains, logés dans la même écurie, mangeant au même râtelier et dans la même auge. On comprend effectivement que dans cette situation des uns et des autres, tout est favorablement disposé pour qu'il y ait une inoculation produite, soit parce que les animaux se flairent et se frottent l'un contre l'autre, soit encore parce que les malades laissent tomber sur tous les corps qu'ils touchent de la sérosité des pustules, ou de la salive contenant ce même liquide, ou du jetage virulent, etc., etc., qui sont ensuite mis en contact avec les lèvres et les naseaux des voisins.

Il est extrêmement probable, pour ne pas dire certain, que c'est là le mécanisme le plus habituel de la propagation de la maladie, et la présence si fréquente de l'éruption gourmeuse presque confluente autour des naseaux et de la bouche et dans leurs cavités, pourrait bien être due à ce fait, plus qu'à une qualité spéciale des téguments de ces régions.

On peut citer à l'appui de cette manière de voir, d'abord certains résultats expérimentaux dont la signification est on ne peut plus nette. Quand on a inoculé un sujet vierge, on voit toujours les pustules se montrer plus abondantes au voisinage de l'inoculation, quelle que soit la région où celle-ci a été pratiquée. Dernièrement j'ai pu recueillir dans les hôpitaux de l'École quatre observations presque simultanées, absolument probantes à cet égard, et que, avec M. Nocard, nous avons suivies avec le plus grand intérêt. Un cheval âgé de dix ans fut mis en traitement dans mon service pour y être opéré d'un javart cartilagineux au membre postérieur droit. Il était placé immédiatement à côté d'un gourmeux âgé de quatre ans que je venais d'examiner et auquel j'avais même ouvert un abcès, un instant avant de pratiquer sur le premier l'opération réclamée par son mal. Celle-ci fut exécutée comme de coutume, et d'après l'état des tissus laissés en place, elle devait être suivie de guérison.

Cinq jours après, l'élève au soin duquel le sujet était confié, me fit remarquer à la visite du matin que mon opéré semblait aller fort mal. Il n'avait pas mangé depuis la veille, il était en proie à une fièvre intense caractérisée surtout par la température de 40°; son membre malade ne prenait pas d'appui, s'était engorgé jusqu'au jarret, et laissait suinter au-dessus du pansement, une abondante sérosité. Craignant qu'il n'y eût du côté des ligaments articulaires quelque complication de gangrène commençante, je fis coucher de nouveau l'animal afin d'y remédier s'il était possible. Mais ma surprise fut grande, quand après avoir enlevé le pansement, je constatai que toute l'étendue de la plaie, bien que laissant exsuder une grande quantité de sérosité, était tapissée par des bourgeons charnus fermes, d'un beau rouge vif et du meilleur aspect. Il n'y avait pas à y toucher. Je me demandai alors si je n'étais pas en présence d'un érysipèle traumatique. Dans cette incertitude, je fis appliquer un pansement à la teinture d'aloès, et attendis.

Deux jours plus tard, la lumière se fit pour moi, d'une façon que j'appellerai éclatante.

Le malade avait recouvré l'appétit et une certaine gaieté, sa température était descendue à 39° ; son membre opéré, quoique beaucoup plus engorgé encore, appuyait un peu, et s'était couvert depuis le milieu du canon jusqu'au sabot d'une éruption confluente de variole, alors parfaitement reconnaissable. Dans la suite pendant quatre ou cinq jours, la sécrétion fut si abondante que presque tout l'épiderme se détacha et que le liquide en s'écoulant, formait de véritables petits ruisseaux à la surface du sabot. J'avais exactement la reproduction du fait décrit par mon maître, M. Henri Bouley, dans son article horse-pox. En même temps, il survint d'autres pustules peu nombreuses et parfaitement régulières sur divers points de la surface du corps, aux lèvres et sur la membrane nasale.

Je n'avais plus aucun doute sur la nature de la maladie. Toutefois je voulais obtenir la preuve expérimentale de l'exactitude du diagnostic. A cet effet, j'inoculai avec la sérosité prise sur le boulet, un jeune veau, par environ quarante piqûres faites sur la peau du ventre préalablement rasée, et j'obtins un magnifique vaccin.

Peu à peu le cheval guérit. Il quitta notre hôpital vingt-six jours après son entrée, étant alors en état de travailler à la ferme.

Que s'était-il passé ici?

Il est facile de le deviner. Après avoir touché le cheval gourmeux, j'avais inoculé avec mes doigts en pratiquant l'opération, mon sujet affecté de javart, qui sans doute, n'avait jamais eu la gourme. Je dis qu'il ne l'avait probablement jamais eue, car une récidive, dans les cas assez rares où elle se manifeste, ne prend jamais ces proportions considérables.

J'ajoute que l'éruption a été confluente précisément autour du point où l'insertion du virus avait eu lieu, et généralisée, mais très discrète, partout ailleurs, même sur les lèvres et les naseaux.

Ce fait à lui seul est déjà suffisamment démonstratif. Mais en outre, il a été immédiatement suivi de trois autres absolument semblables, et qui réunis, forment un ensemble ayant toute la valeur d'une démonstration expérimentale.

Le sujet dont je viens de raconter très brièvement l'histoire, fut couché pour la seconde fois, alors que le virus équin commençait à être exhalé par la plaie du pied et la peau du voisinage, le 17 avril. Sur trois autres animaux opérés les 18 et 30 avril et 6 mai suivants, également de javarts cartilagineux, l'un au membre antérieur droit, l'autre au membre antérieur gauche et le troisième au postérieur droit, les phénomènes se reproduisirent tout à fait semblables.

Comment avait été effectuée l'inoculation dans ces trois

derniers cas, les malades étant logés dans des écuries différentes? Nous avons pensé avec M. Nocard, qu'elle avait dû être produite par l'intermédiaire des entravons ou de l'érigne mousse, destinée à soulever le bourrelet pendant l'opération. Quoiqu'il en soit du reste, et cela importe peu ici, ce qu'il faut spécialement noter, c'est que dans tous, il y eut inoculation et de plus, éruption confluente au voisinage du point où avait été déposé le produit virulent.

A l'occasion des quatre observations dont je viens de parler, et qui se présentèrent presque simultanément, je fis remarquer aux élèves combien les faits placés sous leurs yeux reproduisaient exactement ce mal des talons de Jenner, ce javart, origine de la vaccine, si longtemps cherché en vain! Combien aussi à une autre époque, ces mêmes faits eussent été incompréhensibles! Et combien enfin, des choses absolument obscures en un temps, deviennent au contraire claires et faciles à interpréter, lorsque les questions auxquelles elles se rattachent ont été éclairées antérieurement par de bonnes observations et des expériences rigoureusement exécutées!

Ces faits ne doivent pas être oubliés dans la discussion des graves questions relatives à la spontanéité des contagions. Nous avons pu rattacher leur manifestation à leur véritable cause. Mais il y a peu d'années encore il en eût été tout autrement. Que de faits identiques au fond, quoique peut-être différents dans leur forme, ont dû se produire sans avoir été compris! N'était-ce pas cette même maladie, celle qu'ont observée sur les organes génitaux de l'étalon et des juments Lautour et Dayot, et qu'ont décrite, d'autre part, sous le nom d'exanthème coïtal, Héring, Rychner, Straub et Rœrber? Le temps écoulé entre le coït contaminant et l'apparition des pustules, la forme de celles-ci, leur confluence sur les organes génitaux et leur généralisation discrète sur le corps, la guérison radicale de la maladie en quinze jours ou trois semaines, tous ces caractères assignés à celle-ci, ne laissent aucun doute, que ce ne pouvait être que le horse-pox méconnu. Au surplus, les leçons cliniques de M. Saint-Cyr, publiées en 1868 dans le *Journal de Lyon*, en ont fourni la preuve expérimentale. Il n'est pas rare d'ailleurs de voir ces éruptions se produire très abondantes autour de l'anus sur le mâle et de la vulve sur la jument, pendant l'évolution de la gourme contractée d'une manière quelconque. Qu'une jument soit alors saillie par un étalon jeune et vierge, celui-ci aura grande chance d'être inoculé à la verge et de propager ainsi la maladie sur une grande échelle. Si en outre, comme cela se fait souvent, certaines juments sont présentées à deux étalons, il y aura bientôt une telle multiplication des inoculations, qu'on verra une enzootie semblable à celles étudiées par tous les auteurs que je viens de citer. Le coït a donc pu être bien souvent une cause de propagation de la gourme par une véritable inoculation directe. Que la chose soit ou non établie, ce qui est incontestable, c'est qu'elle est possible, puisqu'on rencontre parfois l'éruption spécifique sur les lèvres de la vulve.

Elle peut se produire encore sûrement par bien d'autres mécanismes. Ainsi les objets de pansement, par exemple, doivent être fréquemment les véhicules à l'aide desquels le virus est transporté d'un animal malade sur un ou plusieurs autres. L'étrille surtout, qui, en passant sur la peau, peut facilement, en premier lieu, dépouiller de leur couvercle épidermique les pustules cachées dans le poil, se charger de virus et ensuite, en éraillant très superficiellement l'épiderme de chevaux sains, leur faire de réelles inoculations identiques à celles que l'on pratique expérimentalement. Et cela, peut-on dire, arrivera d'autant plus, que la lymphe vaccinogène n'est pas active seulement quand elle est à l'état liquide et fraîche, mais encore, ainsi que l'a prouvé M. Chauveau, lorsqu'elle est desséchée et réduite en poussière.

N'est-il pas plus que vraisemblable alors, que l'étrille renferme parfois une quantité considérable de cette poussière virulente, après avoir été promenée pendant plusieurs jours sur le corps de sujets affectés? Il suffit de poser cette question pour qu'elle soit de suite résolue.

Il se produit encore bien des inoculations accidentelles semblables par d'autres mécanismes qu'on peut s'imaginer, et qu'il serait du reste trop long et sans grand intérêt de chercher à déterminer.

Les différents exemples que je viens de citer suffisent à donner une idée générale de toutes les circonstances sous l'influence desquelles la contagion par virus fixe ou l'inoculation accidentelle, peut être effectuée.

Quant à la contagion par virus volatil, elle ne saurait aujourd'hui être mise en doute par personne. Lors même qu'on n'aurait aucun fait tendant à l'établir on serait conduit au moins à la supposer. Toutes les varioles connues, sur les différentes espèces zoologiques, se transmettant sans contact immédiat, entre animaux de la même espèce, la variole équine serait la seule exception, si elle ne se comportait pas ainsi. Mais des faits en grand nombre de transmission par simple cohabitation sont venus en fournir depuis longtemps la preuve positive. Il n'est sûrement pas de praticien qui n'ait eu plusieurs fois l'occasion d'en observer. Qu'il y ait diffusion dans l'atmosphère des germes virulents en suspension dans les vapeurs exhalées des malades ou à l'état de poussières impalpables, toujours est-il que la propagation s'accomplit souvent sans qu'on puisse invoquer l'effet d'une inoculation accidentelle. Je m'empresse de faire remarquer pourtant, que quelques-uns des faits qu'on a cités à l'appui de cette idée sont loin de posséder toute la valeur probative que leur ont reconnue les auteurs qui les ont relatés. Ce que j'ai dit plus haut des mécanismes variés suivant lesquels peut être produite une inoculation accidentelle conduit à en éliminer un grand nombre. Pour ma part, en cherchant pendant plusieurs années une observation à laquelle je ne verrais pas d'objection sérieuse à faire, je n'ai pu en trouver qu'une seule me paraissant avoir une valeur réelle. C'est la suivante.

Elle se rapporte à un poulain que j'avais suivi depuis sa naissance. Sa mère âgée de cinq ans, avait été achetée sans qu'on la sût pleine, sept ou huit mois avant qu'elle ne mît bas. A partir de ce moment, on la logea avec son poulain dans une boxe occupant le coin d'une écurie contenant une douzaine d'autres chevaux. Cinq mois plus tard, un jeune cheval fut introduit dans l'écurie précisément à côté de la boxe où se trouvaient la mère et le petit. Six ou sept jours après son arrivée, ce cheval nouveau était en pleine gourme. Il présentait avec un jetage abondant, une éruption caractéristique à la face et sur différents points du corps. Quelques jours plus tard, le poulain qui n'avait jamais été pansé ni avec une étrille, ni avec une brosse, et qui, d'autre part, était bien isolé, fut lui-même atteint, bien que sa mère restât indemne de la maladie. Il eut même la gourme la plus complète qu'on puisse voir : angine laryngo-pharyngée, éruption pustuleuse, lymphangite sur l'une des joues, abcès sous-glossiens, rien ne manqua. Il guérit pourtant très bien grâce, je crois, aux soins hygiéniques dont il fut entouré.

Cette observation est, je le répète, la seule à laquelle je n'ai pas vu de sérieuse objection à opposer. Je n'en infère pas toutefois, qu'elle suffit à constituer une preuve entière et absolue de la transmission de la maladie par virus volatil. Je ne la regarde encore que comme établissant une présomption sérieuse, et je crois qu'il est nécessaire d'en réunir d'autres aussi bien circonstanciées, pour établir la certitude de la propagation de la gourme à une petite distance.

Dans quel rayon et pendant combien de temps la maladie est-elle transmissible ? Ce sont là deux questions qui exigent encore, pour être résolues, des expériences qu'on ne peut faire partout.

Pour terminer ce qui est relatif à la transmissibilité de la variole du cheval, je dois indiquer en quelques mots, à quelles autres espèces zoologiques on l'a communiquée jusqu'à ce jour.

Elle s'inocule à l'homme, et depuis la découverte de Jenner elle remplace chez lui pour un temps, ou pour toujours, sa variole propre, soit qu'on recueille directement le virus sur le cheval, soit qu'on le fasse passer d'abord sur le bœuf, où il prend le nom de vaccin.

Cette maladie du cheval peut également être inoculée au porc et se comporte sur cette espèce comme sur les deux précédentes. Cela résulte de nombreuses expériences, que j'ai déja faites et dont je parlerai une autre fois, et à un autre point de vue.

Elle peut même s'inoculer au chien.

Sur toutes les espèces autres que le cheval, il ne vient de pustules qu'aux points mêmes des inoculations. On a pourtant cité en ce qui regarde l'homme, quelques très rares exceptions. M. le professeur Parrot a montré à la Société de Biologie, un enfant sur le bras duquel cinq ou six très petites pustules secondaires s'étaient développées immédiatement à côté de pustules mères. Il a pensé qu'elles pouvaient être le résultat d'une auto-inoculation, par l'écoulement de la sérosité vaccinale sur la peau. Quoiqu'il en soit, cela ne ressemble nullement à l'éruption généralisée qui se produit sur le cheval.

En général, l'inoculation ne réussit qu'une fois sur le même individu, ou du moins, la reproduction de la maladie ne peut avoir lieu qu'à une assez longue distance.

Je borne pour le moment à ces indications sommaires ce que je voulais dire ici sur l'inoculation du horse-pox à d'autres espèces.

Personnellement je me suis revacciné sept ou huit fois, sans avoir jamais obtenu de résultat positif. Il est fort probable qu'il en est de même sur la majorité des sujets.

Je n'ai jamais non plus obtenu aucune récidive sur des vaches que j'avais moi-même inoculées une, deux et trois années auparavant.

V

Les différents modes expérimentaux et accidentels de transmission de la gourme, étant désormais déterminés d'une manière générale, il faut maintenant rappeler en quelques mots les formes variées que peut revêtir cette maladie, et rechercher les causes de ses complications, bénignes ou graves. De leur indication nous déduirons les règles à suivre pour maintenir l'affection dans son évolution naturelle d'éruption pustuleuse, exempte de toute complication sérieuse, et seule capable de se terminer rapidement et sûrement par une guérison radicale.

Jusqu'à ce jour, pour faire une description pathologique

complète de la gourme, on a conservé l'habitude de la diviser en bénigne et maligne. La première, comprenant toutes les inflammations catarrhales des premières voies respiratoires, avec ou sans abcès développés dans les ganglions lymphatiques de l'auge; elle a encore été subdivisée par beaucoup d'auteurs, Delafond entre autres, en légère et grave, suivant l'intensité des phénomènes locaux et du mouvement fébrile qui les accompagne, mais se terminant en résultat dernier, dans l'un et l'autre cas, après un temps plus ou moins long, par une résolution complète. Sous la dénomination de gourme maligne on a groupé, par contre, toutes les complications capables de compromettre la vie des sujets, ou au moins de laisser des traces longtemps prolongées et même irréparables de l'existence du mal : telles que, pneumonies lobulaires et bronchites intenses, suppurations abondantes et persistantes, etc.

Cette division était acceptable et même obligée autrefois. Alors qu'on ne voyait de la maladie que ses manifestations irrégulières, on était nécessairement réduit à ne classer que celles-ci. Aujourd'hui, il ne doit plus en être de même. La nécessité est venue d'envisager d'abord la forme normale de cette affection, et de rejeter au second plan tout ce qu'on regardait autrefois comme lui appartenant en propre.

Le but vers lequel je vise étant précisément d'établir que la gourme est essentiellement la variole équine, je suis conduit à parler en premier lieu de l'éruption pustuleuse. et à signaler ensuite tous les accidents inflammatoires résultant d'un obstacle quelconque apporté à son évolution.

L'éruption régulière de la gourme a été décrite d'une façon aussi large et aussi précise que possible, sous le nom de horse-pox, par mon maître M. Henri Bouley, dans le tome IX du *Dictionnaire de médecine vétérinaire*. Il serait au moins inutile que je reproduisisse ici ce qu'il en dit. N'ayant rien à y ajouter, je ne pourrais que paraphraser, et sans doute peu avantageusement, la description qu'il nous en a donnée. Aussi ne le ferai-je pas.

Il est un petit point de détail sur lequel je crois pourtant devoir revenir après lui, et appeler un instant l'attention du lecteur, c'est celui qui traite de la configuration des pustules, à la période moyenne de leur évolution.

M. Bouley a dit (page 426 de l'ouvrage que je viens de citer) : « Ces ampoules ou vésicules étaient lisses à leur « surface, sans aucune dépression ; elles avaient une « apparence perlée. » C'est bien en effet là leur forme vraie, quand elles se développent à la suite de ce qu'on peut appeler l'infection interne. Elles sont alors régulièrement hémisphériques, jusqu'au moment où l'épiderme qui les recouvre se déchire ou s'enlève sous la forme d'un petit disque, pour laisser échapper la sérosité virulente accumulée sous lui.

Cependant, tous les auteurs répètent uniformément que la pustule du horse-pox, comme celle du vaccin, est ombiliquée à son sommet lorsqu'elle arrive à la période de sécrétion. Beaucoup d'entre eux indiquent même cette dépression centrale comme un signe pour ainsi dire spécifique.

Eh bien, c'est là une erreur résultant de ce qu'on s'est toujours attaché à observer le horse-pox inoculé. La disposition ombiliquée ne se voit, en effet, que sur les seules pustules dévoppées au point même où une inoculation a été pratiquée. Toutes les autres, si elles n'ont pas été éraillées à leur sommet, restent parfaitement arrondies, jusqu'au moment où, dépouillées de leur épiderme, elles se recouvrent d'une croûte irrégulière. Les choses sont ici identiques à ce qu'elles sont dans la clavelée et sans doute aussi dans toute autre variole.

Quand on a inoculé la clavelée au mouton, les pustules développées sur les piqûres sont également déprimées dans leur centre à la période de sécrétion, tandis que partout en dehors des points d'insertion du virus, elles sont hémisphériques, exactement comme si elles s'étaient développées sur un sujet infecté par le milieu ambiant. Cela explique pourquoi, à une époque, on a également discuté sur la forme véritable des pustules claveleuses auxquelles certains auteurs avaient reconnu, comme un caractère spécifique, la disposition ombiliquée. Cette disposition n'appartient en propre ni à la variole du mouton, ni à celle du cheval, ni à aucune autre. Elle est simplement un effet de l'inoculation.

Au point piqué, il se produit immédiatement, et par première intention, une cicatrisation de la petite plaie faite par la lancette, et comme conséquence, une adhésion un peu plus solide entre l'épiderme et le derme de la peau. De telle sorte que la sécrétion ayant lieu quelques jours après, soulève plus facilement l'épiderme autour de la cicatrice qu'à sa place même ; d'où la formation autour de celle-ci d'un bourrelet circulaire qui l'environne, et la laisse un peu creusée en forme d'ombilic.

Voilà pourquoi, sans que cela leur constitue un caractère essentiel, les pustules d'*inoculation* se montrent ombiliquées sur le cheval ; pourquoi aussi, sur les individus de l'espèce bovine, comme sur l'homme, les pustules vaccinales, développées toujours à la suite de l'inoculation, sont invariablement déprimées dans leur centre pendant un certain temps. Il n'est donc pas exact que cette disposition représente un signe distinctif de la pustule équine.

On trouvera peut-être que je me suis donné bien de la peine pour éclaircir un fait d'aussi mince importance. Je ne crois pas pourtant avoir pris un soin inutile. D'abord, parce qu'il n'est jamais sans intérêt d'effacer une erreur, si minime qu'elle soit; ensuite parce que sur l'affirmation acceptée, certains praticiens pourraient hésiter à poser un diagnostic, en constatant que le caractère indiqué comme spécifique fait défaut dans tel exemple soumis à leur observation. Cette dernière considération suffirait à elle seule pour justifier les quelques lignes qui précèdent.

Cela dit, je n'entrerai pas dans la description clinique de la variole du cheval, car sur ce sujet je ne pourrais, je le répète, rien apprendre à personne. La durée de l'incubation de la maladie, la marche des pustules, leur forme et le temps nécessaire à leur dessiccation, etc., etc., sont maintenant déterminés d'une façon si complète et si précise que la science paraît définitivement faite sur tous ces points.

S'il en reste un qui demande peut-être encore quelques recherches, c'est celui qui concerne l'explication de la confluence des pustules en certains endroits de la peau. M. Henri Bouley a fait remarquer le premier, et depuis lors tout le monde a constaté la justesse de l'observation, que souvent l'éruption est concentrée à l'extrémité inférieure de la tête, ou sur un membre où on l'a pendant si longtemps confondue avec les eaux aux jambes. D'autres fois, on a vu cette même abondance de pustules autour des organes génitaux externes.

Se basant sur ce fait fréquemment observé, on a généralement été d'accord pour regarder ces régions comme étant des lieux d'élection. Était-ce là une bonne interprétation?

Si la concentration des pustules se produisait seulement à la tête et autour des organes génitaux, on serait peut-être plus autorisé à penser que la finesse, la vascularisation et la sensibilité du tégument peuvent être les conditions anatomiques du fait; mais la même particularité se manifestant aussi, assez souvent, à la partie inférieure des membres, là où le derme et même l'épiderme cutanés ont des qualités très différentes, cette manière de voir nous paraît perdre beaucoup de sa vraisemblance. N'est-ce pas plutôt au point d'entrée du virus que l'éruption se concentre ?

Cela, d'après les quelques exemples rapportés antérieurement, réunit une assez grande somme de probabilités. Et si une fois la chose était bien établie, elle conduirait à choisir tel ou tel point déterminé pour pratiquer une inoculation qui, je le pense, sera un jour une mesure économique destinée à prévenir les pertes résultant des accidents qui compliquent si souvent la maladie.

Quoi qu'il en soit, il est bien certain actuellement que la variole du cheval, discrète ou confluente sur une région, reste une affection simple, guérissant rapidement, quand son éruption a lieu sans entrave. Qu'elle se développe fortuitement, soit par contagion volatile, soit par une inoculation accidentelle dont le mécanisme nous échappe presque toujours, ou qu'elle ait été communiquée expérimentalement, dans tous les cas, elle laisse les animaux en santé parfaite après son évolution régulière. C'est à peine si quelques-uns conservent de petites taches pâles, visibles seulement sur les régions glabres. Et encore ces marques, qui du reste sont loin d'être des tares, s'effacent-elles au bout d'un certain temps. Le dépôt ultérieur du pigment sur les cercles étroits qu'elles formaient momentanément, finit par les dissimuler d'une manière presque complète. A cet égard, aucun doute n'est plus permis.

Les faits ont été accumulés depuis quelques années en si grand nombre que leur ensemble forme une preuve certaine et complète.

On peut aujourd'hui affirmer sans crainte que la variole du cheval est la moins grave de toutes celles qu'il nous est permis d'étudier, et qui sont particulières à l'homme, au mouton, au porc, au dindon, au chien, etc.

Pourquoi est-elle ainsi inoffensive en comparaison des autres? C'est là un problème dont la solution est à chercher. Mais il est bien connu qu'en conservant sa forme éruptive, elle ne fait pas de victimes, non seulement sur les différentes espèces zoologiques auxquelles on a réussi à l'inoculer et sur lesquelles elle reste toute locale, mais même sur l'espèce à laquelle elle est propre. Ici encore, et bien qu'elle se généralise, elle ne compromet pas l'existence des malades tant qu'elle n'est pas gênée dans son évolution.

Cela étant admis, et je ne pense pas que quelqu'un ait l'idée de le contester, il me faut maintenant indiquer les raisons qui m'ont fait trouver dans le horse-pox non pas simplement l'analogue des autres varioles, mais de plus, la forme vraiment naturelle de la gourme. Ces raisons se dégagent, ainsi qu'on va le voir, des données que nous fournit la pathologie comparée, et surtout de l'analyse rigoureuse des phénomènes propres à la gourme elle-même.

La variole de l'homme est souvent suivie, après son éruption, de la formation d'abcès sous-cutanés et intermusculaires, de lymphangites et même de pyohémie. Lorsque son éruption est entravée par une cause quelconque, refroidissement, mauvaise hygiène, défaut de logement, etc., comme on l'a vu dans les épidémies sévissant sur des troupes en campagne, elle se traduit quelquefois par des bronchites capillaires et des pneumonies lobulaires qui enlèvent les malades rapidement.

Ces complications, il est vrai, se manifestent assez rarement chez l'homme; elles sont presque exceptionnelles; tandis que les angines et les bronchites sont à peu près de règle dans la gourme du cheval. Mais cette différence dans la fréquence des complications de la maladie est bien facile à expliquer.

Aussitôt que l'homme se sent atteint de la fièvre d'incubation du mal, il est mis au lit, tenu chaudement, placé en un mot dans toutes les conditions les plus capables de favoriser l'éruption cutanée. Le cheval, au contraire. reste souvent des journées entières sur les champs de foires, dans les wagons, dans de mauvaises écuries d'auberges, exposé à des refroidissements par l'action de la pluie ou de courants d'air. Toutes ces conditions, dans lesquelles on voyait autrefois des causes du développement de la gourme, n'ont en réalité pour effet que d'empêcher son éruption extérieure et de faire naître par répercussion, en s'ajoutant à l'aptitude pyogénique des animaux, tous les accidents inflammatoires considérés à tort comme étant le fait fondamental de l'affection.

Pendant le cours d'une épizootie claveleuse, on voit de même beaucoup de sujets sur lesquels l'éruption cutanée avorte, si le troupeau est soumis à l'action funeste des intempéries. Il se produit également alors des bronchites et des pneumonies lobulaires. Après l'éruption régulière des pustules claveleuses, on peut voir de même quelquefois des abcès se former sous la peau. Cela est plus rare, à la vérité, mais parce que l'organisme du mouton est peu pyogénique.

Toutes ces déviations dans la marche des varioles de l'homme et du mouton constituent sans doute des accidents plus graves en général que les inflammations catarrhales de la gorge, expression la plus commune et ordinairement la plus saillante de la gourme. Mais il faut tenir compte aussi que ces mêmes maladies, dans leur forme régulière, s'accompagnent d'un mouvement fébrile infiniment plus intense, de troubles généraux plus inquiétants. Il y a, somme toute, proportionnalité exacte entre la grandeur et la malignité des phénomènes normaux et anormaux appartenant à l'une et aux autres affections. Quant à la nature des processus pathologiques, ils sont identiquement les mêmes dans tous les cas. Malgré des modifications extérieures plus ou moins sensibles, ils ne présentent en réalité aucune différence fondamentale. Et, d'ailleurs, les déviations de la maladie équine sont bien loin d'être toujours bénignes. Certaines bronchites capillaires et toutes les pneumonies gourmeuses, lobaires ou lobulaires, sont presque infailliblement mortelles. Elles marchent un peu moins vite, sans être pour cela moins incurables.

Les études comparatives de physiologie pathologique montrent donc déjà une similitude facile à saisir, entre la gourme et les varioles de l'homme et du mouton ; et cette ressemblance devient tout à fait évidente quand on étudie minutieusement tous les signes par lesquels celle-là se traduit.

Je ferai remarquer, avant tout, que sur les chevaux gourmeux on finit presque toujours par découvrir, en cherchant bien, quelques pustules plus ou moins nombreuses, sur un ou plusieurs points de la surface du corps. Ce fait n'a pas échappé à M. Depaul. Dans la discussion académique qu'il soutint en 1863, contre M. Bouley, il a fortement insisté sur la généralisation de l'éruption et n'a pas hésité à l'assimiler à celle de la variole. Dès ce jour, l'éminent professeur de la Faculté de Paris a appelé le horse-pox, variole du cheval. Que la maladie ait pris l'apparence d'une simple angine, d'une bronchite ou même de pneumonie, jamais l'éruption spécifique ne manque d'une façon absolue. Elle est bien plus difficile à voir que sur l'homme ou le mouton, dont la peau montre toujours de légères taches plates, rouge vif ou brunes, très appréciables encore quand les pustules sont arrêtées dans leur développement. Sur le cheval, la forte pigmentation de la peau et l'épaisseur de la fourrure dissimulent à la vue ce signe si net sur les autres espèces. Aussi est-ce seulement à un petit hérissement des poils et à la présence d'une sorte de petite nodosité lenticulaire perçue sous le doigt qu'on en reconnaît la présence. Cela explique pourquoi elles passent si souvent inaperçues. Toutefois, il faut admettre la possibilité qu'aucune d'elles ne soit reconnaissable, dans quelques cas extrêmement rares; lorsque par exemple, dès le début de l'incubation, une pneumonie grave emporte le malade en deux ou trois jours. On voit effectivement certains jeunes chevaux mourir avec cette rapidité. Il est bien évident qu'alors il n'y a plus le moindre commencement d'éruption. Mais ces faits sont absolument exceptionnels et ne doivent nullement infirmer l'idée que je cherche à établir ici, car on peut voir la même chose se manifester dans la clavelée.

Une autre puissante raison qu'on peut apporter à l'appui de la thèse que je soutiens, c'est que sous l'unique influence de bons soins hygiéniques, certains chevaux présentant d'abord exclusivement les symptômes d'une angine commençante, ont, deux ou trois jours plus tard, une éruption dont la poussée amène une amélioration notable dans l'état pathologique local. Maintes fois, depuis plusieurs années que mon attention est fixée sur ce point, j'ai vu ces faits se reproduire. Dernièrement surtout, j'ai pu en recueillir un qui renferme pour ainsi dire une véritable démonstration de ce renversement des phénomènes.

Chez un propriétaire de ma connaissance, un cheval de

quatre ans était depuis vingt-quatre heures environ sous le coup d'une fièvre assez intense, accompagnée des signes pathognomoniques du début d'une pharyngite, qui menaçait de se montrer très aiguë. Il y avait effectivement inappétence, ou plutôt dysphagie très accusée, salivation abondante et grande sensibilité de la gorge à la pression.

Sachant que cet animal sortait de chez un marchand encombré de chevaux gourmeux, je pensai aussitôt que son angine pharyngée pourrait bien être une manifestation de la gourme. En conséquence, je le fis mettre dans un coin bien abrité de l'écurie, envelopper avec deux larges couvertures de laine, et ordonnai pour tout traitement de lui donner du thé de foin tiède à discrétion, il en prenait peu d'ailleurs, et comme nourriture ce qu'il voudrait manger, c'était quelques grains d'avoine seulement. Quand je le revis trois jours plus tard, il avait une magnifique éruption généralisée de horse-pox et son angine avait complètement avorté. A partir de ce moment, il mangea avec appétit une botte de foin, quatre litres d'avoine et un litre de farine dans son thé, jusqu'à sa guérison qui du reste fut assez rapide.

Cette observation a, je crois, une signification précise. En s'ajoutant aux considérations qui précèdent, et à la preuve obtenue sur une vache, de l'inoculabilité de la sérosité puisée dans les naseaux d'un cheval gourmeux dont j'ai parlé d'autre part, elle constitue avec elles un ensemble de documents dont la valeur probative ne me paraît pas pouvoir être contestée.

Si donc, comme je le crois, il est bien clairement établi par tous ces faits que la gourme est essentiellement le horse-pox, on pressent immédiatement que son inoculation sera le moyen par excellence de prévenir toutes les complications dont je vais tâcher maintenant de déterminer les causes probables.

VI

L'une des complications les plus communes de la variole équine est l'inflammation exagérée des pustules, suivie bientôt de lymphangites et adénites suppuratives. Maintes fois on la voit se manifester, à l'extrémité de la tête, sur les lèvres et dans les cavités nasales ; elle est fréquente encore autour des membres ; on l'observe très rarement, par contre, au voisinage des organes génitaux ; enfin elle paraît manquer toujours, ou au moins on n'a pas encore relaté un seul exemple, sur tout autre point de la surface du corps.

Lorsque cet épiphénomène se produit, les pustules deviennent plus grosses, s'entourent d'un empâtement parfois considérable, éprouvent dans leur partie centrale une sorte de fonte purulente qui, à un moment donné, leur donne une ressemblance superficielle avec les chancres morveux. Si elles siègent dans les cavités nasales, leur présence, s'accompagnant d'une inflammation intense de la muqueuse pituitaire avec suppuration abondante à sa surface et de tuméfaction des ganglions de l'auge, peut facilement induire en erreur et faire croire à l'existence de la morve à l'état aigu. Et cela d'autant plus facilement, ainsi que l'a fait remarquer M. Henri Bouley en 1843, que la terreur inspirée au praticien par la crainte d'une inoculation, l'empêche quelquefois d'examiner avec une suffisante attention.

Sur la peau des lèvres et des ailes du nez, les pustules gourmeuses peuvent de même et plus facilement encore, suppurer, se creuser dans leur centre, s'élargir, acquérir jusqu'à un demi-centimètre et même plus en largeur et en profondeur, et ressembler assez exactement pendant quelques jours à des ulcères farcineux.

Cette ressemblance est alors augmentée en outre par le développement simultané de lymphangites dessinant des cordes sinueuses et plus ou moins bossuées qui réunissent ces plaies excavées et suppurantes et les ganglions les plus voisins, devenant eux-mêmes le siège d'une tuméfaction inflammatoire assez douloureuse.

Au bout de quelques jours, ces lymphangites suppurent et s'ouvrent de proche en proche sur tous leurs points saillants, de façon à simuler de plus en plus une série de véritables chancres. Tout cela, il faut le reconnaître, a bien les apparences du farcin, et a dû être pris souvent pour l'expression de la diathèse morveuse. Il n'est plus permis maintenant de douter que tous ces faits de *farcin volant* de la face, si facilement et si rapidement guéris, n'étaient que des exemples de horse-pox méconnus. Aujourd'hui même, et bien que l'attention ait été appelée sur ce point d'une façon toute spéciale, de semblables erreurs doivent encore être souvent commises.

L'illusion est tout aussi facile quand l'éruption, concentrée sur un membre, s'accompagne également de suppuration dans les pustules, de lymphangites et adénites consécutives. Il survient ordinairement, il est vrai, un dernier phénomène qui juge à peu près la question dans l'un et l'autre cas : c'est la formation d'un abcès ganglionnaire. Cependant ce n'est pas là un signe absolument caractéristique ; car, d'une part, on peut le voir se produire dans quelques cas *très exceptionnels*, mais enfin possibles, de morve aiguë à évolution extrêmement rapide, et, d'autre part, il peut manquer dans la véritable gourme. La formation ou l'absence de cet abcès ne constitue donc un signe univoque, ni dans un sens ni dans l'autre.

J'ai eu l'occasion de suivre pendant longtemps, sur un jeune cheval de quatre ans, un fait de cet ordre qui m'a singulièrement embarrassé. A la suite d'une éruption pustuleuse sur le membre postérieur gauche, cet animal présenta des plaies de forme ulcéreuse sur le canon et une lymphangite indurée remontant à la face interne du membre jusqu'aux ganglions inguinaux, qui s'indurèrent eux-mêmes un peu et restèrent ainsi sans suppurer pendant assez longtemps. Plusieurs fois, je l'avoue, je crus à la nécessité de le faire abattre. Deux raisons m'en empêchèrent : la première, que le pus fourni pendant plusieurs semaines par les pseudo-chancres avait toujours été de *bonne nature;* la seconde, que cet animal, appartenant à l'École, me procurait l'occasion bien rare de recueillir une longue et très intéressante observation sur le développement primitif de la morve, si j'avais bien affaire à cette affection. Car j'avais la certitude aussi parfaite que possible qu'il n'avait jamais été en contact avec un sujet morveux. Après quatre semaines d'isolement dans un box où il fut laissé sans traitement aucun, toutes ses plaies s'étaient cicatrisées. Mais il avait beaucoup maigri, son poil était devenu sec et terne, il conservait un assez fort engorgement de tout le membre, une corde indurée à la face interne de la jambe et de la cuisse, même une petite glande inguinale et une claudication qui, après avoir été plus forte au moment de l'éruption, s'était atténuée et persistait, sans éprouver d'amélioration. Je fus alors bien porté à croire que ce devait être là un fait de développement primitif de la diathèse morveuse.

Malgré cette opinion, et comme il me restait des doutes encore, je proposai à M. Reynal, qui accepta volontiers, de garder cet animal comme sujet d'expérience, afin de voir ce qu'il deviendrait.

Il fut mis à la ferme de Vincennes. C'était au commencement de l'été, ce qui permit de le laisser pâturer au piquet toute la journée. Il avait de l'herbe de bonne qualité à discrétion, et recevait de plus, à l'écurie, deux à trois litres d'avoine le matin, avant d'être mis au champ.

Sous l'influence de ce régime il reprit rapidement l'embonpoint, la gaieté, la vigueur, le brillant du poil, qu'il avait perdus, et en même temps, l'engorgement de son membre d'abord, et ensuite l'induration des vaisseaux et des ganglions lymphatiques, se résorbèrent d'une manière complète.

Je le voyais presque tous les jours, et j'étais un peu étonné, je l'avoue, de suivre la transformation qui s'opérait en lui. Il redevint magnifique en assez peu de temps. A la fin de l'été il fut remis dans le manège, où il est encore actuellement. Il a toujours joui d'une santé excellente. C'est un des plus beaux et des meilleurs chevaux qu'on puisse voir.

Que s'était-il passé chez lui? Je finis, je crois, par le savoir. Je ne croyais plus du tout, cela va de soi, au développement primitif de la morve.

Après des examens bien souvent répétés, je pensai qu'il avait eu, à la suite de l'éruption gourmeuse, une lymphangite adhésive absolument semblable à une phlébite de même nature. Par la formation d'un caillot adhérent dans un gros lymphatique, la circulation de la lymphe avait été suspendue, ou au moins diminuée dans tout le membre, ce qui avait maintenu celui-ci dans un certain état d'empâtement et de sensibilité, peut-être simplement, de gêne mécanique. Puis peu à peu, de petits vaisseaux voisins s'étant dilatés suffisamment, le cours de la lymphe s'était rétabli comme à l'état normal et l'engorgement avait disparu, laissant seulement le cordon lymphatique induré devenu bien cylindrique, un peu réduit de volume et plus nettement dessiné sous la peau. Ce cordon, de même que celui qu'on voit à la place de la jugulaire obstruée par une inflammation adhésive, avait mis ensuite beaucoup de temps à se résorber. Au bout de six mois on le percevait encore, semblable à une grosse ficelle logée sous la peau. Cependant l'animal avait depuis longtemps recouvré toutes ses aptitudes et une excellente santé.

Enfin ce cordon s'effaça entièrement, environ huit mois après le début de la maladie.

L'étude attentive de l'observation que je viens de résumer très brièvement avait établi dans mon esprit, d'une façon solide, l'idée que telles avaient sûrement été la nature et la marche des phénomènes dont je viens de parler. Toutefois, il me restait à acquérir par des dissections, la certitude matérielle de la possibilité du développement d'une lymphangite adhésive dans des cas semblables.

Cette démonstration anatomique qui me manquait, je ne fus pas longtemps à la chercher. Mon attention étant appelée sur ce point, je trouvai bientôt l'occasion de m'éclairer. Un cheval de cinq ans, en très mauvais état, ayant, m'a-t-on dit, la gourme depuis un mois environ, et présentant un fort engorgement du membre antérieur gauche, sur lequel il avait eu plusieurs abcès, mourut dans notre hôpital, presque aussitôt après son arrivée, d'une pneumonie à gauche compliquée d'abcès multiples dans le poumon. Je disséquai son membre et découvris au milieu de l'œdème, à la face interne de l'avant-bras, un cordon solide, ayant le volume d'un gros crayon, qui était précisément un lymphatique obstrué par un caillot adhérent, le remplissant depuis un point voisin du genou jusque près des ganglions de l'ars. Ces ganglions étaient eux-mêmes englobés dans une légère infiltration séreuse.

Il est bien probable que cet animal avait eu, ainsi qu'on me l'a affirmé, car je l'ai à peine vu vivant, une gourme compliquée. Que serait-il advenu de son engorgement extérieur si, au lieu de succomber aux suites d'une pneumonie, il eût vécu ? Évidemment la même chose que sur le précédent. L'œdème, dont l'un de ses membres était le siège, se serait résorbé, et le cordon lymphatique induré, rendu visible pendant quelque temps, aurait fini par disparaître également.

Quoi qu'il en soit, ce fait nouveau constitue, il me semble, une preuve suffisante de la justesse de l'interprétation que j'ai donnée, des faits relatifs à l'observation précédente.

Que peut-on penser maintenant des prétendus cas de farcin bénin dont on a si souvent parlé, et qu'on cite même encore à notre époque?

Le horse-pox, défiguré par l'inflammation des pustules et des vaisseaux lymphatiques voisins peut, et même doit être parfois méconnu et pris pour une manifestation de la morve. Il faudrait être absolument dominé par une idée préconçue pour conserver le moindre doute à cet égard.

La possibilité de semblables erreurs n'est du reste plus à prouver. Cela a été fait par Dard et M. Henri Bouley. Toutes les complications : pseudo-chancres de la pituitaire, des lèvres, des ailes du nez et de la peau des membres; lymphangites suppurées avec apparence d'ulcérations sur le trajet du vaisseau enflammé; adénites avec ou sans abcédation, dont il vient d'être question, sont absolument sans gravité en soi, malgré leur aspect inquiétant. Dans bien des circonstances même, elles n'entravent en rien la marche de la maladie, dont elles sont, pour ainsi dire, une des formes de résolution. Il n'y a d'exception sous ce rapport que pour la lymphangite adhésive, qui constitue seule un accident un peu plus grave, en raison du temps nécessaire à sa disparition. Mais elle guérit encore sûrement, si les sujets sont préservés d'altérations viscérales ou de suppuration abondante dans les interstices musculaires.

En règle très générale, ces lymphangites sont incapables de compromettre la vie des malades. Si elles ont parfois causé des pertes, c'est parce qu'elles ont fait croire à l'existence de la morve. Et combien de fois cela a-t-il dû arriver!

Il est donc très nécessaire d'en faire bien rigoureusement le diagnostic, puisque de cela dépend la décision qui a pour résultat de faire conserver ou sacrifier les malades.

Dard en 1840, dans son mémoire sur la rhinite pemphigoïde, et M. Henri Bouley, en 1843 d'abord dans son mémoire sur l'herpès phlycténoïde (les noms n'ont plus d'importance), et plus tard dans son article HORSE-POX du *Dictionnaire*, ont fait connaître les signes différentiels des faux chancres et lymphangites gourmeuses, des vraies manifestations de la morve. Je n'ai rien à ajouter aux indications données dans l'un et l'autre de ses travaux par mon savant maître, et je répéterai simplement, après lui, que les caractères pathognomiques des deux affections sont spécialement tirés de la qualité du pus, de l'aspect des plaies et surtout de la marche de celles-ci.

Le pus de la gourme est toujours blanc, épais, crémeux, de bonne nature en un mot, tandis que celui de la morve et du farcin aigus, les seules formes qui aient de l'analogie extérieure avec elle, est plus fluide, jaunâtre et huileux ou strié de sang et couleur lie de vin.

Quant aux plaies de la gourme, quoique creusées en cupule, elles sont toujours entourées et tapissées dans leur fond de bourgeons charnus peu saillants en dehors, assez fermes et d'un beau rouge vif, et diffèrent absolument des vrais chancres, dont les bords sont exubérants, renversés, friables, d'un rouge cuivré ou violacé, et dont le fond rempli d'un enduit pultacé, grisâtre ou hémorrhagique, prend alors une teinte rouge livide.

Enfin, si l'on attend un peu, on voit au bout de quelques jours les plaies gourmeuses tendre à se cicatriser, ce qui n'a pas lieu pour les vrais chancres aigus.

Ceux-ci s'étendent et se creusent pendant longtemps avant d'entrer dans la voie de la réparation.

Mais tout cela, en somme, est encore un peu vague et exige, pour être justement apprécié, un assez grand tact pratique et beaucoup d'expérience dans bon nombre de cas. On ne pourrait pas affirmer même, que dans telle circonstance donnée, le praticien le plus habile n'hésitera pas à se prononcer d'emblée.

Il est un moyen expérimental qui, en pareille occurrence, peut tirer d'embarras : c'est l'inoculation. Celle-ci ne peut être pratiquée sur le cheval, car d'une part, si on a des doutes sur la nature du mal, on doit craindre de communiquer la morve à un sujet sain ; et, d'autre part, lors même qu'on aurait affaire à la gourme, s'il survenait ultérieurement, ce qui est possible en réalité, des accidents semblables à ceux qu'on a sous les yeux, on resterait dans la même indécision. Pour ces deux raisons, pour la première surtout, l'expérience ne doit jamais être tentée sur un équin.

Sur un animal de l'espèce bovine elle présente le double avantage d'être sans danger et si nettement démonstrative qu'elle ne peut laisser subsister aucun doute.

Le bœuf n'étant pas apte à contracter la morve, au moins par une simple insertion de virus pratiquée à l'aide de la lancette, si le liquide qui lui est inoculé est de nature morveuse, le résultat est infailliblement négatif. Avec le liquide variolique, au contraire, pris sur une éruption assez récente, on fait toujours développer des pustules vaccinales, à la condition d'opérer sur un individu vierge de la maladie, et ces pustules ne peuvent être confondues aujourd'hui avec aucune autre affection cutanée. Si donc on a obtenu ce résultat positif, quels que soient par la suite l'apparence des plaies et le mauvais aspect de la suppuration, on aura la preuve complète que l'affection est simple et destinée à guérir par les seuls efforts de la nature.

L'inoculation au bœuf est un moyen facile, sûr, économique et inoffensif pour le sujet d'expérience, par conséquent essentiellement pratique, de faire avec certitude le diagnostic différentiel du horse-pox et de la morve. Il est appelé, je crois, à rendre à ce point de vue, des services dans quelques cas, et j'engage les confrères exerçant dans la campagne à l'expérimenter.

Je suis fondé à croire que le cochon pourrait également, à défaut du bœuf, servir de réactif.

Maintenant, comment surviennent les complications dont nous venons de parler? La condition fondamentale de leur production est évidemment l'aptitude pyogénique extrêmement accusée de l'organisme du cheval. Sous ce rapport, il tient incontestablement le premier rang. Tous ses tissus s'irritent et suppurent avec une facilité telle, que c'est à peine si une simple ponction de lancette se cicatrise par première intention. Cependant cette aptitude physiologique n'est pas également accentuée chez tous les sujets de l'espèce. A cet égard il existe même de notables différences entre les animaux des races distinguées, à construction élégante et fine, dont le tempérament est sanguin et nerveux, et ceux à formes massives et empâtées, dont le tempérament est plus lymphatique. Chez ces derniers la formation du pus est, dans toutes les circonstances semblables, beaucoup plus abondante et plus prolongée que chez les autres. Aussi voit-on sur eux les lymphangites suppuratives de la gourme être plus communes et acquérir plus d'importance. Tous les praticiens ont été à même de le constater souvent, et il serait superflu sans doute d'insister longuement pour établir l'exactitude du fait.

Cette prédisposition de l'organisme du cheval, toujours accusée, est encore augmentée lorsqu'il est sous le coup de la variole : cela est si bien constaté qu'on a été jusqu'à nommer la gourme *pyogénie spécifique*.

Mais cette prédisposition si évidente, et contre laquelle, du reste, on ne pourrait agir en aucune façon, n'est pas suffisante à elle seule pour déterminer tous les phénomènes variés que nous avons examinés précédemment; il faut de plus, qu'elle soit aidée, mise en activité pour ainsi dire, par une influence occasionnelle extérieure. Autrement, ces mêmes phénomènes pourraient se montrer aussi souvent sur tous les points de la surface du corps, ce qui n'a pas lieu. Jamais ils ne débutent ailleurs qu'à l'extrémité inférieure de la tête et aux mem bres, c'est-à-dire sur des points exposés aux contacts, aux frottements, aux violences souvent répétées des corps extérieurs. D'un côté ce sont les fourrages, la bride, le licol, qui, en frottant et éraillant le sommet des pustules développées dans les cavités nasales, sur les ailes du nez, la commissure des lèvres, les joues, etc., causent ces accidents ; de l'autre, ce sont les brins raides de la litière, les chocs du membre contre les stalles, etc., qui produisent le même effet; et peut-être convient-il d'ajouter encore à toutes ces causes l'action irritante directe des liquides contenus dans les fumiers, et qui, mis simplement en contact avec la peau dépouillée de son épiderme, suffisent pour exagérer l'inflammation dont elle est déjà le siège.

Il sera conséquemment d'une importance capitale de s'inspirer de ces données cliniques dans le choix de la région sur laquelle on pratiquera l'inoculation, puisque, nous l'avons vu, il y a de grandes probabilités pour que l'éruption soit plus confluente au voisinage de celle-ci.

Une deuxième complication de la variole équine, beaucoup plus rare, mais aussi quelquefois plus grave que celle dont nous venons de parler, est la formation d'abcès en certains points situés profondément. Elle correspond à ce que, dans un mémoire intitulé *Etude sur la pyogénie spécifique appelée gourme du cheval*, M. Martin a désigné sous le nom de gourme erratique, en raison des sièges variés que peuvent affecter les foyers purulents développés pendant le cours ou à la fin de la maladie. Il cite à cette occasion quatorze observations recueillies par lui depuis 1854, et dont la variété est du plus grand intérêt.

Les abcès gourmeux peuvent effectivement se développer partout à la surface du corps, et dans tous les ganglions lymphatiques, superficiels ou profonds.

Sous la peau si dure des extrémités des membres ils deviennent des javarts cutanés; si le pus a fusé dans les gaines synoviales, tendineuses ou articulaires, ils déterminent des synovites tendineuses ou des arthrites traumatiques. La gravité de ces dernières altérations, quelles qu'en soient les causes, est assez connue pour qu'il soit inutile de la discuter.

Dans les interstices musculaires, la suppuration peut devenir très abondante, épuiser les malades, fuser au loin en produisant de larges délabrements, fermenter sur place, et finalement amener l'infection septique.

Au voisinage du rectum, les abcès gourmeux peuvent gagner vers la profondeur, dans le tissu conjonctif lâche de la cavité pelvienne et s'ouvrir dans le péritoine, où ils occasionnent infailliblement une affection mortelle. Il en est quelquefois de même pour ceux qui sont formés dans l'épaisseur des parois abdominales, dans les ganglions de l'aine ou le cordon testiculaire à la suite de la castration. J'ai recueilli, il y a quelques années, un très remarquable exemple de cette espèce.

Ceux qui sont développés dans l'épaisseur des parois de la poitrine et dans les ganglions lymphatiques prépectoraux peuvent, par un semblable mécanisme, causer des pleurésies non moins incurables.

M. Charles Martin cite un ou plusieurs faits de toutes ces formes, parmi ceux bien nombreux qu'il a observés au cours de sa longue carrière.

Il en a trouvé jusque dans les ganglions sous-lombaires et les ganglions bronchiques. Presque tous les praticiens, en rassemblant bien leurs souvenirs, se rappelleront probablement en avoir vu d'identiques.

Pour ma part, j'en ai observé plusieurs.

Quelles sont les causes de ces abcès, dont les conséquences deviennent parfois si redoutables ?

Telle est la question dont il faut actuellement chercher la solution ; car de celle-ci découleront naturellemènt les indications à mettre en usage pour les prévenir.

Tous se développent sans doute par la combinaison de deux influences simultanées. La première agit dans tous les cas : c'est l'aptitude pyogénique du cheval, sur laquelle j'ai déjà appelé l'attention antérieurement. Quant à la seconde, elle varie suivant qu'on considère les phlegmons sous-cutanés et intermusculaires ou ceux des ganglions lymphatiques. Pour les uns, ce doit être une contusion plus ou moins énergique, un froissement ou une action violente quelconque exercée sur la région. On peut affirmer même que, par ce mécanisme, on provoquerait, expérimentalement, et à volonté sur un cheval gourmeux, la formation de semblables foyers purulents. Pour les derniers, la cause occasionnelle ou déterminante, probablement unique, c'est l'absorption par les vaisseaux lymphatiques et l'accumulation dans les ganglions, des produits phlogogènes contenus dans les liquides pathologiques exsudés à la surface des plaies ou retenus encore dans les cavités purulentes mises en communication avec le monde extérieur. C'est là d'ailleurs un fait qui n'est propre à aucune maladie, quelle qu'elle soit. Il peut se reproduire dans tous les cas où la condition nécessaire de son développement, la présence d'un liquide pathologique à la surface ou dans la profondeur d'une plaie pendant un certain temps, est réalisée.

Il peut résulter du même fait encore, ou l'infection purulente, ou l'infection putride, par un mécanisme que nous n'avons pas à rechercher ici.

Ces abcès de la gourme, développés d'emblée sous l'influence d'une violence extérieure, dans un point sous-cutané ou à une plus grande profondeur dans les ganglions lymphatiques, sans être bien graves en soi, peuvent donc avoir des conséquences funestes, par la situation qu'ils occupent au voisinage des cavités articulaires et splanchniques; par l'épuisement qu'ils déterminent quelquefois quand la suppuration devient très abondante et prolongée; enfin par l'infection générale de l'économie dans quelques cas. Pour ces raisons, il était d'un grand intérêt pratique de préciser autant que possible leurs causes ordinaires de développement.

VII

De toutes les complications possibles de la gourme, les plus communes, incontestablement, sont les inflammations localisées dans l'appareil respiratoire. Leur fréquence est même si grande, qu'on les a le plus souvent vues seules, dans l'ensemble des phénomènes pathologiques se rattachant à l'évolution de la maladie, et qu'on les a considérées comme la constituant en entier dans la plupart des cas. Il n'existe pas d'ouvrage classique ni de publication périodique où les choses aient été envisagées d'une autre façon. Partout, laissant de côté ou n'ayant pas aperçu le fait fondamental, on ne s'est occupé que de l'accessoire. Aussi a-t-on décrit sous le nom de gourme à peu près toutes les angines, bronchites et pneumonies des jeunes animaux.

D'où on a fait : une gourme bénigne, légère ou grave, suivant l'intensité des symptômes généraux, quand elle a paru consister en une simple laryngo-pharyngite, suivie ou non d'abcès dans les ganglions lymphatiques de l'auge ; et par opposition, une gourme maligne, lorsque la localisation consistait en une bronchite et surtout une pneumonie; celle-ci se terminant le plus souvent par la production de foyers purulents et gangréneux au sein du parenchyme pulmonaire enflammé.

C'est en se basant sur cette erreur, d'ailleurs fort accréditée, que des auteurs d'une grande notoriété ont affirmé que la maladie pouvait se reproduire plusieurs fois chez le même sujet.

Il n'est pas rare, en effet, de voir l'inflammation se

renouveler souvent dans un même tissu. L'observation clinique a montré depuis longtemps qu'une maladie inflammatoire quelconque laisse après elle, dans bien des cas et pour longtemps, une sorte d'irritabilité plus accusée de l'organe atteint, qui le rend plus apte à s'irriter et s'enflammer de nouveau. Angines, bronchites, pneumonies, etc., développent donc en réalité, chez le sujet affecté, une prédisposition véritable à contracter les mêmes maladies. De telle sorte que, une cause perturbatrice donnée, comme un refroidissement par exemple, qui aurait pu n'exercer qu'une action éphémère sur un animal robuste et conservé indemne de toute affection semblable, pourra être suffisante, au contraire, pour la faire développer chez un autre qui en a antérieurement subi une ou plusieurs atteintes.

On ne peut pas s'étonner, par conséquent, que certains chevaux aient présenté des récidives plus ou moins nombreuses d'affections catarrhales des voies respiratoires. Mais cela n'implique nullement qu'ils aient eu autant de fois la gourme. Quand même la première manifestation aurait été sûrement une complication de celle-ci, il n'en résulte pas que les suivantes aient eu la même nature spécifique.

En général, cette maladie n'atteint qu'une fois le même sujet. Ses récidives sont exceptionnelles, peut-être aussi rares, et dans tous les cas aussi légères que celles de la variole humaine.

M. Charles Martin, que j'ai déjà cité, dans la brochure où il a résumé des observations recueillies avec la plus grande attention pendant plus de quinze années, dit : « Je n'ai jamais pu constater qu'un cheval ait été atteint deux fois de la gourme ; je suis bien convaincu de la non-récidivité de cette maladie. »

C'est là une opinion bien nettement formulée. Émanant d'un praticien distingué, placé dans des conditions où il a pu expérimenter sur une large échelle, elle a une valeur considérable; et, si elle ne peut pas être acceptée dans tout ce qu'elle a d'absolu, elle prouve au moins la justesse de la proposition que j'ai formulée plus haut. On peut donc admettre en principe qu'une première éruption de gourme met pour l'avenir tous les animaux à l'abri de ses atteintes : cela est d'une importance capitale au point de vue de l'utilité pratique de son inoculation.

Mais si elle-même ne revient pas, il en peut être autrement, ainsi que je viens de le dire, des affections catarrhales qui l'ont compliquée. Tout aussi bien que celles dont l'origine n'est pas spécifique, celles-ci prédisposent la muqueuse qui en a été le siège à un retour de l'inflammation. Voilà comment leur répétition, si souvent observée pendant quatre ou cinq années de suite sur le même sujet, a fait croire à des manifestations successives de la gourme vraie, dont on n'avait pas assez déterminé le caractère spécifique.

Quoi qu'il en soit, la réapparition si commune des affections dont il s'agit constitue, indépendamment de la gravité qu'elles peuvent avoir en soi, une raison sérieuse pour chercher avec soin à en prévenir le développement primitif lors de l'éruption variolique.

Il ne me paraît pas utile le moins du monde de faire ici la description de chacune d'elles. Tout ce qui les concerne est trop bien connu aujourd'hui, pour que je répète ce qu'on en a dit dans les différents ouvrages où elles sont traitées. Pour rendre rigoureusement exacts la plupart des chapitres qui y sont consacrés, il suffirait de leur donner pour titre : complications de la gourme.

Je me bornerai donc à dire d'abord quelques mots

de leur gravité, et à chercher ensuite les causes de leur développement, pour déduire de la détermination de ces dernières, le moyen d'éviter leur action.

L'angine accompagnée d'abcès sous-glossiens, est à la fois la plus fréquente et ordinairement la moins grave des différentes affections gourmeuses localisées sur l'appareil respiratoire. Elle se termine par une résolution régulière dans la très grande majorité des cas, et ne compromet pas habituellement l'existence des animaux ni leurs qualités propres. C'est à tort, je crois, qu'on l'a parfois accusée d'être suivie de cornage permanent. Depuis longtemps, bien que mon attention ait été particulièrement fixée sur ce point, je n'ai pas rencontré un seul exemple de cette dernière complication. Cette déviation de la gourme reste habituellement sans effet durable, et représente assez exactement celle qu'on a qualifiée de bénigne.

Toutefois, il peut se présenter de rares exceptions à côté de cette règle générale. Quand les phénomènes locaux sont très intenses, les animaux sont menacés d'asphyxie et peuvent succomber en un temps très court.

De plus, en raison de la facilité avec laquelle le pus se forme dans tous les points du corps, il se développe quelquefois des abcès profonds, dans la région de la gorge et jusque dans les parois du pharynx, qui peuvent causer le même accident.

Chez un cheval qui avait ainsi péri cinq jours après le début d'une angine gourmeuse, j'ai trouvé, dans les parois même du pharynx, deux foyers purulents bien formés, dont l'un était gros comme une petite pomme et l'autre comme une noix. Ils effaçaient en grande partie la cavité intérieure de l'organe; d'où il était résulté une occlusion presque totale de l'orifice supérieur du larynx. J'ai conservé cette pièce, qui me paraissait présenter un réel intérêt.

Il est possible donc que l'angine gourmeuse elle-même se complique d'une manière redoutable.

La bronchite, moins commune, est par contre sensiblement plus grave : d'abord à cause de sa persistance plus grande, de l'épuisement qu'elle cause et ensuite, par certaines conséquences qu'elle peut avoir.

Lorsqu'elle se prolonge, elle finit quelquefois par causer de l'emphysème pulmonaire. Sous les efforts réitérés de la toux, un certain nombre de vésicules se déchirent successivement, et l'air qu'elles laissent échapper se répand de proche en proche dans le tissu conjonctif interlobulaire.

En outre, elle est assez souvent suivie de cornage persistant. Depuis quelques années j'ai recueilli plusieurs exemples de ce fait. Sa fréquence, dans les circonstances dont il s'agit, m'a inspiré l'idée d'en rechercher le mécanisme, et il me semble l'avoir trouvé.

En 1853 d'abord, dans une communication faite à la Société de Biologie, et plus tard, en 1864, à la Société vétérinaire, notre savant maître M. Goubaux a signalé comme constante dans le cornage chronique, l'atrophie des muscles laryngiens du *côté gauche*. Par des recherches ultérieures extrêmement nombreuses, il n'a pas trouvé une exception à cette règle. Toujours il a vu ces muscles et le nerf qui les anime être atrophiés à un degré avancé. Aussi, en 1868, dans une nouvelle communication qu'il fit encore à la Société vétérinaire, expliquait-il le phénomène de la façon suivante : « Le nerf laryngé inférieur gauche passe sur la face antérieure de la trachée, tandis que le droit est situé plus profondément ; il doit donc y avoir chez les animaux attelés avec un collier trop étroit une compression permanente du nerf gauche et, par suite, la paralysie de ce nerf peut s'expliquer aisément.

Quelques jours après, Günther fils rappelait, dans une lettre à M. H. Bouley, que dès 1834 son père avait signalé dans un mémoire sur les causes du cornage : 1° Que la section du laryngé inférieur produisait le cornage instantanément; 2° que, 95 fois sur 100, l'atrophie musculaire portait sur le côté gauche du larynx; — il objectait ensuite à la théorie de M. Goubaux qu'un grand nombre de chevaux de selle deviennent corneurs sans avoir jamais porté de collier; il émettait enfin cette hypothèse que l'atrophie du récurrent gauche pourrait bien être sous la dépendance d'une influence *rhumatique*.

La théorie de M. Goubaux parut pourtant satisfaisante et fut même l'objet d'une revendication de priorité. Un autre de nos maîtres, M. Colin, prétendit l'avoir trouvée le premier, ce qui d'ailleurs n'a pas été établi par les documents fournis au débat qui eut lieu alors. Quoi qu'il en soit, cela prouvait au moins que cette explication recevait son approbation. Elle était donc acceptée par deux anatomistes et physiologistes faisant autorité. Il n'est pas surprenant, par conséquent, qu'on ne lui ait opposé aucune objection ; M. Colin ajoutait cependant que l'atrophie du nerf pouvait dépendre des rapports qu'il affecte à son origine avec les ganglions bronchiques; Dupuy avait déjà signalé ce fait.

Cependant, dès le jour où M. Goubaux eut appelé l'attention sur cette lésion si remarquable propre au cornage chronique, j'ai examiné tous les larynx de chevaux qui, étant affectés de ce vice, étaient morts dans mon service par une cause quelconque. Jamais je n'ai rencontré une exception à la règle qu'il a formulée.

Mais plus tard ayant constaté, d'une part, que ce même

vice se rencontrait également et aussi fréquemment, chez des chevaux de selle, de pur sang ou autre, n'ayant jamais porté de collier, et le voyant, d'autre part, un grand nombre de fois se manifester et persister, à la suite d'une bronchite gourmeuse, chez des animaux de tout âge, dont je connaissais bien l'histoire, j'arrivai bientôt à cette conviction, que le cornage devait avoir, dans certains cas au moins, un autre mécanisme de développement.

Je remarquai tout d'abord, dans les examens anatomiques que j'eus l'occasion de faire à cet effet, que le nerf laryngé inférieur n'était pas atrophié seulement depuis la base de l'encolure, en un point où il aurait pu être comprimé par le collier, mais bien dans toute sa longueur depuis son origine. De plus, je constatai, comme l'avait indiqué M. Colin et comme on le voit dans le traité d'anatomie de MM. Chauveau et Arloing, où le fait est indiqué d'une façon précise, que le nerf laryngé inférieur gauche se détache du pneumo-gastrique plus en arrière que le droit, seulement au niveau de la racine des poumons, et contourne ensuite en arrière la crosse de l'aorte. En ce point il est interposé entre le vaisseau et le gros paquet ganglionnaire des bronches, qui peut le comprimer.

Enfin, j'ai constaté dans maintes autopsies de chevaux corneurs, que ce nerf, englobé par les ganglions indurés ou transformés en une néoplasie quelconque, était précisément atrophié depuis son arrivée à ceux-ci, où il disparaissait presque, et se trouvait réduit à un mince filet grisâtre jusquà sa terminaison. J'ai conservé une pièce, entre autres, sur laquelle le fait est des plus faciles à reconnaître.

J'ai été conduit alors à penser que la compression

exercée sur le nerf par les ganglions bronchiques devait avoir une large influence sur la production, était peut-être la raison exclusive, de son atrophie et de celle des muscles laryngiens gauches.

C'est de cette façon que je me suis expliqué la persistance fréquente du cornage à la suite des bronchites gourmeuses, car on sait que toutes les complications inflammatoires de la gourme s'accompagnent, bien plus que les inflammations simples, d'un gonflement considérable des ganglions lymphatiques. A l'extérieur ils s'abcèdent le plus souvent; mais dans les parties profondes ils suppurent, au contraire, assez rarement. De telle sorte que quand, après quatre ou cinq semaines, temps ordinairement nécessaire à son évolution, la bronchite gourmeuse est guérie, le nerf peut être suffisamment atrophié sous l'influence de la compression qu'il a subie de la part des ganglions tuméfiés, pour ne jamais récupérer ses fonctions : le cornage est alors définitif.

Y a-t-il un autre mécanisme de production de ce vice? Je l'ignore et je ne veux émettre aucune opinion à cet égard. Ce que je crois fermement, d'après la filiation de faits nombreux que j'ai vu se succéder et d'après des examens anatomo-pathologiques minutieux, c'est qu'il doit suffire à lui seul dans bien des cas.

Il découle donc de ces considérations que la bronchite est, comme complication de la gourme, non seulement une affection grave en soi, mais redoutable encore et surtout par la conséquence presque fatale que je signale ici.

A l'appui de cette manière de voir je pourrais apporter un assez grand nombre d'observations tout à fait démonstratives. J'en citerai seulement une dont la signification est des plus nettes. Elle se rapporte à un magnifique étalon percheron parfaitement sain lorsqu'il fut présenté à l'Exposition universelle de 1878. Pendant son séjour sur l'esplanade des Invalides, il contracta une gourme compliquée de bronchite dont la guérison radicale ne demanda pas moins de six ou sept semaines, et après laquelle il resta corneur. Je l'ai revu trois mois plus tard, son état était toujours le même.

Il ne me paraît plus douteux, maintenant, que beaucoup de cas de cornage chronique se produisent de cette façon. Aussi j'engage les vétérinaires exerçant dans les pays d'élevage, et bien placés pour recueillir de bonnes observations sur ce sujet, à y accorder une certaine attention, bien convaincu qu'ils nous fourniront assez promptement des documents capables d'éclairer complètement la question.

Quant à la pneumonie, elle est la plus grave de toutes les complications de la gourme. Qu'elle prenne les formes lobaire ou lobulaire, presque toujours elle se termine par la suppuration et la gangrène amenant rapidement la mort. Les foyers purulents qu'on trouve alors dans les parties hépatisées ont souvent, à tort, été considérés comme des lésions anciennes. Leur développement, au contraire, demande fort peu de temps. Chez des sujets qui ont succombé après quatre ou cinq jours de maladie, ils peuvent déjà être considérables par le nombre et l'étendue. Ce fait est de la plus haute importance, et on ne doit pas manquer d'en tenir compte lorsqu'on est appelé à juger de la date d'une maladie de poitrine.

Ce n'est pas la présence du pus en quantité même considérable dans le poumon qui caractérise l'ancienneté de l'affection, mais seulement l'induration fibroïde. Je ne veux pas d'ailleurs décrire ici ces différentes altérations anatomiques, ce serait sortir de mon cadre. Je me borne à signaler la fréquence de l'une d'elles dans la pneumonie gourmeuse très récente.

Celle-ci, dans les circonstances assez rares où elle guérit, doit avoir pour conséquence encore, autant que la bronchite, de causer le cornage. Depuis que mon attention a été attirée de ce côté j'ai vu maintes fois le fait se produire. Deux des sujets qui m'en ont fourni des exemples appartiennent à un propriétaire voisin de l'École, chez qui j'ai pu les suivre. Ils continuent à corner depuis six mois. L'un des deux est même resté incapable de travailler et vient d'être vendu pour un prix minime. Toutes ces complications de la gourme : angines, bronchites et pneumonies, sont occasionnées par les influences extérieures qu'on considérait autrefois comme causes efficientes de la maladie véritable. Ce sont les refroidissements, l'émigration, etc., dont j'ai discuté les effets au commencement de ce mémoire, et sur lesquels, conséquemment, je ne reviendrai pas. Lorsqu'elles agissent sur un sujet contaminé par des voisins, et qui est alors sous le coup de la maladie, à l'état d'incubation ou même d'éruption, elles provoquent l'apparition des complications dont il est question, parce qu'elles entravent, gênent plus ou moins, l'évolution naturelle de la maladie.

VIII

Un cheval guéri de la gourme a acquis une valeur commerciale plus grande, telle est depuis longtemps, l'une des idées les plus universellement répandues dans le public. Tous les vétérinaires consultés pour des achats sont presque chaque jour à même de constater. qu'il n'est pas d'opinion plus enracinée, sur un fait quelconque relatif à l'exploitation économique des animaux domestiques. Aussi la première préoccupation de ceux qui achètent un cheval est-elle de savoir s'il a jeté *ses gourmes*.

Une tradition populaire, si tenace qu'elle soit, peut bien, il faut le reconnaître, reposer sur une simple superstition ou un événement purement accidentel ; mais ce n'est guère pourtant que quand elle se rapporte à une question sentimentale. Lorsque, au contraire, elle touche à un intérêt matériel, il y a de grandes chances qu'il n'en soit pas de même, et qu'elle ait pour base de solides faits d'observation. Car à cet égard la raison générale ne s'égare jamais pour longtemps et finit toujours par reconquérir ses droits. La croyance que je viens de rappeler en est la preuve. Malgré les affirmations opposées, plusieurs fois reproduites, même par des hommes d'une autorité incontestable, elle n'a jamais été ébranlée. Aujourd'hui, sa justesse ne peut plus être contestée. Elle est l'expression d'une vérité scientifique définitivement acquise par l'observation et mieux encore par l'expérimentation directe.

On peut affirmer, en thèse très générale, que la gourme atteint une seule fois, d'une façon grave tout au moins, le même sujet.

D'autre part, il est non moins bien établi, que cette maladie se manifestera presque infailliblement tôt ou tard. Car tout en laissant de côté la question technique relative à la possibilité de son développement primitif dans un organisme sain, on peut considérer son apparition par contagion, comme une chose inévitable.

En effet, par suite des pérégrinations nombreuses qu'on fait accomplir aux chevaux en les transportant d'abord, des pays de production dans les pays d'élevage, et de là ensuite, dans les grands centres industriels et commerciaux, par suite aussi de leur exposition sur les champs de foire et les marchés et de leur réunion en groupes plus ou moins nombreux, dans les wagons, dans les écuries d'auberges, des marchands, des dépôts de remonte et des grandes entreprises de transport, etc., etc., il est presque impossible qu'ils ne soient pas contaminés un jour ou l'autre. Donc, au point de vue pratique, on doit admettre en principe que tout cheval quelconque sera tôt ou tard atteint de la gourme; et si quelques exceptions à cette règle sont possibles, elles sont si peu nombreuses qu'il n'y a pas lieu d'en tenir compte.

Enfin, il est nettement établi de plus, que sous la forme de horsepox suivant son évolution régulière, la maladie est une affection bénigne, sans danger immédiat et sans conséquences fâcheuses ultérieures.

La solution du problème est donc, en ce qui concerne cette maladie, puisqu'on ne peut espérer raisonnablement de la prévenir à tout jamais, de la faire développer en un temps, et même en un lieu d'élection, afin de garantir les malades contre l'action de toutes les influences perturbatrices, qui en entravent la marche normale, et provoquent ainsi la manifestation de toutes les déviations plus ou moins graves qu'il peut être donné d'observer.

Le vrai moyen d'atteindre sûrement ce but est de pratiquer l'inoculation d'après les prescriptions qu'il me reste maintenant à indiquer.

On pourrait, pour y recourir, prendre le liquide virulent directement sur un cheval varioleux. En enlevant le couvercle épidermique d'une seule pustule arrivée à la période de sécrétion on en obtiendrait facilement de quoi faire plusieurs inoculations. J'ai souvent opéré ainsi, et toujours avec succès, lorsque, cela va de soi, j'agissais sur des sujets non destitués de réceptivité, par une atteinte antérieure. La transmission du cheval au cheval est conséquemment un moyen simple, facile et sûr, de faire développer la maladie dans sa forme régulière.

Toutefois, ce n'est pas, je crois, celui auquel il convient de donner la préférence. D'abord à cause de la difficulté, dans laquelle on se trouverait le plus souvent, d'avoir au moment voulu un sujet fournissant le produit à inoculer ; ensuite et surtout, parce que le cheval peut recéler en même temps le virus morveux dont l'introduction dans un organisme sain ne manquerait pas de produire tous ses effets désastreux. A l'exemple des médecins de l'homme qui ont parfois proscrit les vaccinations de bras à bras, dans la crainte d'insérer avec l'affection préservatrice, une maladie aux conséquences les plus funestes, nous devons redouter aussi de communiquer simultanément la morve et le horsepox.

L'accident ne serait pas commun sans doute. Mais il est possible, et cela seul suffit pour qu'on tienne à l'éviter. D'ailleurs, il est facile de se procurer partout du vaccin d'enfant, qui ne présente jamais le même danger. Je m'en suis servi fréquemment dans les expériences que j'ai faites, et il m'a donné, il est presque superflu de le dire, exactement les mêmes résultats que le liquide *pur* puisé directement sur un cheval ; cela devait être, d'ailleurs, car le vaccin est en réalité le virus équin, revenant dans l'organisme qui lui est propre. Aussi, la certitude qu'il donne d'éviter une inoculation morveuse, après son passage dans un autre milieu, doit-elle le faire préférer dans la majorité des cas.

Cependant, on peut se demander encore s'il n'est pas indispensable d'en bien connaître la provenance, et s'il n'aurait pas d'effets nuisibles, dans le cas où il serait infecté de syphilis. La vérole est-elle inoculable au cheval? Est-elle l'origine de la dourine? Telle est la question qu'on doit se poser aujourd'hui, et dont la solution reste à trouver. En attendant, l'incertitude dans laquelle on est à cet égard, peut inspirer l'idée de n'accepter, pour le transmettre au cheval, qu'un virus dont la pureté est bien constatée.

Pour un certain nombre des expériences que j'ai déjà réalisées j'ai employé du vaccin déposé à l'Académie de médecine, par la commission des vaccinations, et dont la qualité non douteuse, en raison des précautions qu'on met à le choisir, donne une entière sécurité. Pour d'autres, je l'ai pris sur des vaches et des veaux auxquels je l'avais d'abord communiqué. C'est là du reste un procédé auquel on pourrait recourir si l'on avait des doutes sur les qualités absolues du liquide virulent. Celui-ci en passant dans l'organisme du bœuf se débarrasserait de tout mélange nuisible, s'épurerait en réalité, car ni la syphilis ni la morve n'ont jusqu'à présent été communiquées à cette espèce par inoculation. On pourrait donc, afin d'éliminer de l'opération toute mauvaise chance imaginable, prendre dans tous les cas cette précaution extrême. La chose est toujours facile, puisque partout on trouve, à peu près à discrétion, des vaches ou des veaux aptes à une culture du virus.

Le liquide étant choisi, il faut ensuite déterminer le lieu sur lequel on devra l'appliquer.

Nous avons vu dans les paragraphes précédents, que sur le cheval, l'éruption variolique est souvent confluente autour du point d'entrée du virus. De plus, nous savons de même que si les pustules sont irritées par des froissements ou le contact de liquides irritants, elles s'enflamment à l'excès, suppurent, s'ulcèrent et s'accompagnent de lymphangites suppurantes ou adhésives qui ne sont pas sans gravité.

En conséquence, pour prévenir ces complications, il faut chercher une région où l'action des causes irritantes soit réduite autant que possible. On comprend de suite que l'extrémité inférieure de la tête et des membres, où l'on a vu si souvent la maladie revêtir un aspect inquiétant, ne répondent pas à cette indication. Après un certain nombre d'essais, il m'a semblé que la partie moyenne des faces latérales de l'encolure remplissait toutes les conditions désirables. En raison de sa forme un peu excavée et de sa situation, les frottements y sont difficiles et même impossibles, si le cou est entouré d'un collier de bois. D'autre part, la confluence des pustules, si elle a lieu, ne peut avoir ici aucun inconvénient sérieux. Aussi, est-ce en ce point que, jusqu'à nouvel enseignement, je continuerai d'inoculer.

Il faut faire trois ou quatre piqûres de chaque côté, écartées de cinq à dix centimètres les unes des autres, et disposées en ligne à quatre ou cinq centimètres au-dessus et parallèlement au bord supérieur du mastoïdo-huméral. En procédant de cette façon, je suis arrivé à ne voir plus se produire aucun fait d'inflammation excessive, ni, à plus forte raison, d'ulcération des pustules. Je n'en infère pas que cela n'arrivera jamais ; car des faits très nombreux seraient nécessaires pour justifier une induction aussi absolue, et je n'ai pu encore les réunir. Mais je pense au moins que ces complications seront là moins fréquentes qu'en beaucoup d'autres points, et ne compromettront jamais, si elles se manifestent, l'existence des animaux.

Indépendamment du lieu le plus propre à l'inoculation, il y a en outre à préciser l'âge et le temps les plus avantageux pour celle-ci. A cet égard, il n'y a pas à tenir grand compte de l'idée, plusieurs fois reproduite, que la gourme resterait une crise incomplète chez les animaux très jeunes. Nous savons maintenant ce qu'il faut penser de cette opinion. Dès les premiers mois qui suivent la naissance, la maladie peut opérer son évolution complète, régulière ou non, et dans les deux cas enlever entièrement à l'organisme l'aptitude qu'il possède de la contracter.

Toutefois, il pourrait n'être pas sans inconvénient d'inoculer des poulains trop jeunes, à cause de leur moindre force de résistance. Cette question, je m'empresse de le dire, ne peut pas être jugée actuellement d'une façon définitive, et ne le sera bien que par des expériences comparatives, qu'il ne m'a pas été possible d'exécuter et que d'autres vétérinaires n'ont pas faites davantage. Il se peut bien que dans le but de prévenir toute contamination accidentelle, dont les effets sont ordinairement plus redoutables, on finisse un jour par inoculer les sujets à la mamelle. Quoi qu'il en soit, il me paraît ressortir déjà des faits peu nombreux il est vrai, mais fort précis que j'ai pu recueillir sur ce point, qu'à la fin de la première année la maladie inoculée est parfaitement supportée par tous les animaux. De plus, à cette époque, on n'a pas à faire entrer en ligne de compte, le temps perdu pour le travail, et c'est là une raison économique dont l'importance mérite d'être prise en considération. Car toujours, pendant le cours de la maladie, il est prudent de maintenir les malades au repos, et dans de bonnes conditions hygéniques, en vue de les préserver des refroidissements et autres influences capables d'enrayer l'éruption pustuleuse, et de provoquer le développement des inflammations plus ou moins graves qui se localisent dans l'appareil respiratoire.

Il peut donc y avoir bénéfice réel à inoculer tous les poulains avant de les mettre en dressage.

Quant à la période de l'année, elle ne me paraît pas non plus avoir un intérêt capital. C'est seulement lorsqu'on opère sur des animaux vivant constamment dehors qu'il faut choisir la belle saison à l'exclusion de toute autre époque. Ce n'est pas d'ailleurs là le cas le plus habituel. Le cheval, aujourd'hui surtout, est toujours plus ou moins entretenu à l'écurie, et il est possible de l'y garder pendant toute la durée de la maladie. Aussi, je suis persuadé que, dans ces conditions, on peut pratiquer les inoculations pendant toute l'année sans beaucoup s'inquiéter du temps. Je l'ai fait plusieurs fois, du reste, sans avoir vu se produire le moindre accident.

Dans tous les cas, après l'inoculation pratiquée sur des sujets très jeunes, non en service, ou sur des adultes, il est utile de tenir ceux-ci au repos, de les nourrir modérément, de les préserver absolument de toutes les influences atmosphériques, jusqu'après la dessiccation des pustules. En prenant ces précautions bien simples en somme, on voit, après une fièvre très modérée, l'éruption se produire, plus ou moins abondante sur toute la surface du corps, à partir du quatrième au sixième jours qui suivent l'inoculation ; et, presque aussitôt, les malades recouvrent toutes les apparences de la santé générale, qu'ils ne perdent plus, si rien n'entrave le mouvement normal de la maladie, jusqu'à la résolution complète de celle-ci.

J'engage vivement tous les vétérinaires exerçant dans les pays d'élevage, ceux qui sont attachés aux dépôts de remonte de l'armée, beaucoup d'autres encore, à essayer de l'inoculation comme moyen préventif des complications de la gourme, étant persuadé qu'on arrivera ainsi à éviter les pertes nombreuses qui résultent de ces dernières.

Quant à leur traitement, je n'ai pas à en parler. Ce serait donner à ce mémoire beaucoup plus d'étendue que je n'avais l'intention de le faire. Au surplus, les médications auxquelles il est indiqué d'avoir recours, ne diffèrent pas sensiblement, suivant que les angines, bronchites ou pneumonies, sont ou non de nature gourmeuse. Une plus haute gravité de celles-ci n'implique pas de modifications essentielles dans la thérapeutique. Il faut ordinairement agir plus rapidement, et souvent, en outre, les résultats sont moins heureux, mais cela ne m'oblige pas à répéter ce qui est écrit de part et d'autre sur ce sujet.

J'appellerai cependant ici l'attention de mes confrères sur un point qui touche à la médication interne ayant pour but de combattre les bronchites et pneumonies.

Elle a ordinairement, pour base fondamentale, les préparations stibiées. Avec des variations de détails, on donne d'habitude l'émétique ou le kermès, à doses un peu élevées, de 5 à 10 et même pour le dernier, 20 grammes par jour. Cette pratique, consacrée par une longue expérience, a incontestablement son utilité. Mais résume-t-elle tout ce qu'on peut faire de mieux actuellement?

Des faits, que j'ai pu recueillir déjà en assez grand nombre, me conduisent à penser autrement.

On a vu dans un précédent paragraphe de ce mémoire que le cornage persistant est un effet fréquent de la bronchite et probablement aussi de la pneumonie.

L'interprétation que j'ai cru devoir donner de son mécanisme de production, m'a suggéré l'idée d'ajouter au traitement classique de ces maladies, de la première notamment, l'administration interne de l'iodure de potassium à doses un peu élevées.

M. Zundel avait déjà, en 1874, émis l'idée que le cornage chronique pouvait être le résultat de la compression exercée sur le nerf laryngé inférieur gauche par les ganglions lymphatiques tuméfiés de l'*entrée du thorax*, et avait recommandé ensuite, mais sans y insister, de le combattre par les médications arsenicales et iodurées (Dictionnaire d'Arboval, t. I, p. 486). Au moment où j'allais livrer ces lignes à l'imprimerie, je reçois de lui une lettre dans laquelle il m'affirme avoir obtenu de cette médication d'excellents effets.

De mon côté, j'ai souvent administré l'iodure de potassium depuis plusieurs années, non à titre d'agent curatif du cornage, mais seulement comme préservatif.

D'abord, je l'ai fait prendre avec le kermès ou l'émétique contre la bronchite aiguë, maintenant je le donne seul et avec un plein succès. L'expérience m'a prouvé que, pour diminuer l'intensité de cette maladie, faciliter l'écoulement de la matière mucoso-purulente qui constitue le jetage, et enfin, pour réduire la durée de sa production, il est beaucoup plus puissant que tous les autres médicaments dont on a fait usage en pareille circonstance.

Mais ce qui le rend surtout précieux, c'est qu'il semble pouvoir prévenir le cornage. J'ai déjà rassemblé plus de dix observations de bronchites très aiguës, recueillies dans l'hôpital de l'école ou au dehors, devant, selon toute probabilité, quelques-unes au moins, être suivies de cette complication, et qui toutes ont guéri rapidement sans laisser aucune trace de leur existence, par le traitement ioduré et de simples fumigations d'eau tiède.

Je sais bien et je m'empresse de le reconnaître, que ce nombre est encore trop petit pour ne laisser aucun doute dans l'esprit. Pour ma part, je ne le considère pas comme suffisant, et capable de constituer d'emblée une preuve parfaite : je n'ai pas l'habitude de conclure aussi vite. Mais cependant, si on rapproche les résultats constatés de part et d'autre : la fréquence du cornage à la suite de la bronchite aiguë dont la durée a été longue et son absence dans une bonne série de cas de cette même maladie, traitée d'une façon spéciale, on est en droit d'attribuer à la médication mise en usage une influence heureuse. Aussi je n'hésite pas à engager tous les vétérinaires à l'expérimenter. Je donne, suivant la taille des animaux, 8, 10 ou 12 grammes d'iodure de potassium par jour, en deux fois, dans le barbotage, pendant les quatre ou cinq premiers jours ; ensuite, je diminue progressivement, pour finir, vers le dixième jour environ, par 4 grammes en deux fois. En même temps je fais faire des fumigations émollientes, et rien de plus. Je n'en infère pas encore qu'il faut proscrire absolument la saignée, ni surtout les sinapismes et les setons, du traitement de cette maladie, mais simplement que, sans y avoir eu recours, j'ai vu la guérison se produire très rapidement.

Quant à l'action de la médication iodurée dans la pneumonie, je n'ai pu jusqu'à ce jour l'étudier suffisamment pour en parler, et je sais trop combien il faut être réservé sur des questions aussi complexes pour émettre aucune idée à cet égard.

Enfin, pour ce qui est du mode d'action de l'iodure de potassium, contre la bronchite, c'est encore un sujet que je ne crois pas devoir aborder ici, me réservant d'en parler peut-être en autre temps.

37-80. — Corbeil. Typ. et stér. Crété.

37-80. — Corbeil. — Typ. et stér. Crété.

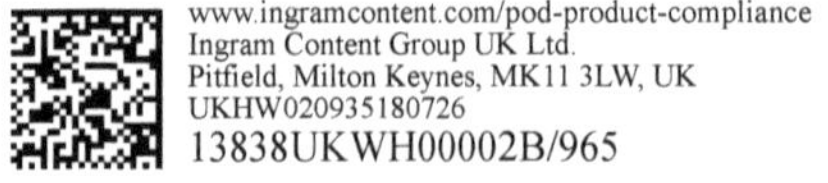
www.ingramcontent.com/pod-product-compliance
Ingram Content Group UK Ltd.
Pitfield, Milton Keynes, MK11 3LW, UK
UKHW020935180726
13838UKWH00002B/965

9 782329 366180